考研神器系列图书

考研神器中医综合速记填空本

中医基础理论

田磊◎编著

U0346384

中国中医药出版社
·北 京·

图书在版编目（CIP）数据

考研神器中医综合速记填空本.中医基础理论 / 田磊
编著.—北京：中国中医药出版社，2019.4
（考研神器系列图书）
ISBN 978-7-5132-5423-6

Ⅰ.①考…　Ⅱ.①田…　Ⅲ.①中医医学基础—研究
生—入学考试—自学参考资料　Ⅳ.① R2

中国版本图书馆 CIP 数据核字（2018）第 292767 号

中国中医药出版社出版

北京经济技术开发区科创十三街 31 号院二区 8 号楼
邮政编码　100176
传真　010-64405750
河北仁润印刷有限公司印刷
各地新华书店经销

开本 880×1230　1/64　印张 2.75　字数 115 千字
2019 年 4 月第 1 版　2019 年 4 月第 1 次印刷
书号　ISBN 978-7-5132-5423-6

定价　19.00 元
网址　www.cptcm.com

社长热线　010-64405720
购书热线　010-89535836
侵权打假　010-64405753

微信服务号　zgzyycbs
微商城网址　https://kdt.im/LIdUGr
官方微博　http://e.weibo.com/cptcm
天猫旗舰店网址　https://zgzyycbs.tmall.com

如有印装质量问题请与本社出版部联系（010-64405510）
版权专有　侵权必究

编写说明

　　"中医综合"是全国硕士研究生入学考试统考科目之一，是为高等院校和科研院所招收中医药专业硕士研究生而设置的具有选拔性质的考试科目。考察知识面极广，出题思路灵活，试题难度很大。

　　对于广大考生而言，记忆无疑是复习过程中令人望而生畏却又不得不跨越的一道难关。"中医综合"考查的内容中包含大量的记忆性知识点。特别是中药学、方剂学、针灸学等科目，其学科特点要求学习者需准确背诵大量内容，素有"针药剂，真要记"的戏称。

　　面对这样的难关，许多考生产生了拖延心理，妄图通过突击来快速冲关。然而事实告诉我们，考前突击这些基础内容并不能达到理想的效果，且没有中药学、方剂学这些科目作为扎实的基础，临床科目的复习也会受到影响，更何谈在激烈的竞争中脱颖而出，成为一名研究生。

　　为了帮助大家解决记忆难的问题，我们编写了这套考研神器系列图书。本丛书具备以下四大优点：

1. 浓缩大纲菁华，以填空的形式，突出重点内容，边记边背，可念可测，背练合一，事半功倍。

2. 一科一本，随用随记，符合"分散记忆，不断重复"的科学记忆方法。

3. 尺寸袖珍，便于携带，能够整合学习者的零碎时间。

4. 以歌诀、趣记、表格等多种形式帮助记忆。

滴水石穿非一日之功，冰冻三尺非一日之寒。医学的道路中少有捷径，每日积累，夯实基础，才是指向目标的通衢大道。

田磊

2019 年 1 月

目　录

绪 论

第一节 中医学理论体系的形成与发展

一、中医学理论体系的形成

标志：四部经典问世（战国至秦汉时期）。

1.《黄帝内经》

包括《＿＿＿》和《＿＿＿＿》两部分，共＿卷＿＿＿篇，是我国现存最早的医学巨著。

2.《难经》

相传为＿＿＿＿（扁鹊）所作。对"＿＿＿＿＿"有较详细而系统的论述和创见。

3.《伤寒杂病论》

东汉·＿＿＿＿所著，是中医学第一部＿＿＿＿＿的专著。后世经晋·＿＿＿＿整理分为《＿＿＿＿》和《＿＿＿＿》两部分。创立了"＿＿＿辨证"和"＿＿＿辨证"的方法，被誉为"＿＿＿＿＿"。

4.《神农本草经》

是我国现存最早的＿＿＿＿专著。全书载药＿＿＿＿种，分＿、＿、＿三品，并提出了"＿＿＿＿＿""＿＿＿＿"等理论。

绪 论

第一节 中医学理论体系的形成与发展

一、中医学理论体系的形成

标志：四部经典问世（战国至秦汉时期）。

1.《黄帝内经》

包括《素问》和《灵枢》两部分，共 18 卷 162 篇，是我国现存最早的医学巨著。

2.《难经》

相传为秦越人（扁鹊）所作。对"寸口脉诊"有较详细而系统的论述和创见。

3.《伤寒杂病论》

东汉·张仲景所著，是中医学第一部辨证论治的专著。后世经晋·王叔和整理分为《伤寒论》和《金匮要略》两部分。创立了"六经辨证"和"脏腑辨证"的方法，被誉为"医方之祖"。

4.《神农本草经》

是我国现存最早的药物学专著。全书载药 365 种，分上、中、下三品，并提出了"四气五味""七情和合"等理论。

二、中医学理论体系的发展

1.魏晋隋唐时期

	著作	作者	成就
晋	《＿＿＿＿》	王叔和	中医学第一部脉学专著，提倡"＿＿＿＿"
晋	《＿＿＿＿》	皇甫谧	经络学说，系统论述十二经脉、奇经八脉的循行、骨度分寸及主病
隋	《诸病源候论》		中医学第一部＿＿＿＿学专著
唐	《＿＿》与《＿＿＿＿》		中医学最早的医学百科全书，提出了"大医精诚"

2.宋、金元时期

宋·钱乙《＿＿＿＿＿＿＿》开创脏腑证治的先河。

宋·陈言《＿＿＿＿＿＿＿＿＿》（三因学说）。

金元四大家

医家	派别	主张	代表作
＿＿＿＿	＿＿＿＿	六气皆从火化 五志过极皆能生火	《素问玄机原病式》
＿＿＿＿	＿＿＿＿	病由邪生	《儒门事亲》
＿＿＿＿	＿＿＿＿	百病皆由脾胃衰而生	《脾胃论》
＿＿＿＿	＿＿＿＿	阳常有余，阴常不足	《格致余论》

二、中医学理论体系的发展

1. 魏晋隋唐时期

	著作	作者	成就
晋	《脉经》	王叔和	中医学第一部脉学专著，提倡"寸口诊法"
晋	《针灸甲乙经》	皇甫谧	经络学说，系统论述十二经脉、奇经八脉的循行、骨度分寸及主病
隋	《诸病源候论》	巢元方	中医学第一部病因病机证候学专著
唐	《备急千金要方》与《千金翼方》	孙思邈	中医学最早的医学百科全书，提出了"大医精诚"

2. 宋、金元时期

宋·钱乙《小儿药证直诀》开创脏腑证治的先河。

宋·陈言《三因极一病证方论》(三因学说)。

金元四大家

医家	派别	主张	代表作
刘完素	寒凉派	六气皆从火化 五志过极皆能生火	《素问玄机原病式》
张从正	攻邪派	病由邪生	《儒门事亲》
李杲	补土派	百病皆由脾胃衰而生	《脾胃论》
朱震亨	滋阴派	阳常有余，阴常不足	《格致余论》

3. 明清时期
（1）____学说的产生和____学说的形成。
（2）《本草纲目》《古今医统大全》《证治准绳》《医宗金鉴》等医学巨著问世。
（3）王清任《_____》中说"灵机记性不在__在__"，发展了____理论，创立了多首效方。

温病名家

	著作	理论
	《瘟疫论》	"____"说
叶天士	《_____》	温热病_____辨证
薛生白	《_____》	温热病____病因理论
	《_____》	温热病三焦辨证理论

第二节　中医学的基本特点

一、整体观念

1. 人体是一个有机整体
（1）生理功能的整体性
____一体观、____一体观。
人体三宝，谓之__、__、__。
（2）病理变化的整体性
（3）诊断防治的整体性
（4）养生康复的整体性
2. 人与自然环境的统一性（"_____"的整体观）
（1）自然环境对人体生理的影响

3.明清时期

（1）命门学说的产生和温病学说的形成。

（2）《本草纲目》《古今医统大全》《证治准绳》《医宗金鉴》等医学巨著问世。

（3）王清任《医林改错》中说"灵机记性不在心在脑"，发展了瘀血理论，创立了多首效方。

温病名家

	著作	理论
吴又可	《瘟疫论》	"戾气"说
叶天士	《温热论》	温热病卫气营血辨证
薛生白	《湿热条辨》	温热病湿热病因理论
吴鞠通	《温病条辨》	温热病三焦辨证理论

第二节 中医学的基本特点

一、整体观念

1.人体是一个有机整体

（1）生理功能的整体性

五脏一体观、形神一体观。

人体三宝，谓之精、气、神。

（2）病理变化的整体性

（3）诊断防治的整体性

（4）养生康复的整体性

2.人与自然环境的统一性（"天人一体"的整体观）

（1）自然环境对人体生理的影响

1）季节气候与人体生理

气候变化：春__、夏__、长夏__、秋__、冬__。

生物变化：春__、夏__、长夏__、秋__、冬__。

2）昼夜时辰与人体生理

"阳气者，一日而主外，____人气生，日中而阳气隆，____则阳气已虚，气门乃闭。"（《素问·生气通天论》）

3）地域环境与人体生理

江南多湿热，人体腠理多____；北方多燥寒，人体腠理多____。

（2）自然环境对人体病理的影响

1）季节气候与人体病理

"春善病鼽衄，仲夏善病____，长夏善病_____，秋善病风疟，冬善病____。"（《素问·金匮真言论》）

2）昼夜时辰与人体病理

"夫百病者，多以旦__昼__，夕__夜__。"（《灵枢·顺气一日分为四时》）

（3）自然环境与疾病防治的关系

1）季节气候与疾病防治——因__制宜

防病："_____，避之有时"。

养生："法于____""春夏养__秋冬养__"。

2）昼夜时辰与疾病防治——如"_____针法"

3）地域环境与疾病防治——因__制宜

3. 人与社会环境的统一性

（1）社会环境对人体生理的影响

（2）社会环境对人体病理的影响

"尝贵后贱"可致"____"病，"尝富后贫"可致"____"病（《素问·疏五过论》）。

（3）社会环境与疾病防治的关系

1）季节气候与人体生理

气候变化：春温、夏热、长夏湿、秋凉、冬寒。

生物变化：春生、夏长、长夏化、秋收、冬藏。

2）昼夜时辰与人体生理

"阳气者，一日而主外，平旦人气生，日中而阳气隆，日西则阳气已虚，气门乃闭。"（《素问·生气通天论》）

3）地域环境与人体生理

江南多湿热，人体腠理多稀疏；北方多燥寒，人体腠理多致密。

（2）自然环境对人体病理的影响

1）季节气候与人体病理

"春善病鼽衄，仲夏善病胸胁，长夏善病洞泄寒中，秋善病风疟，冬善病痹厥。"（《素问·金匮真言论》）

2）昼夜时辰与人体病理

"夫百病者，多以旦慧昼安，夕加夜甚。"（《灵枢·顺气一日分为四时》）

（3）自然环境与疾病防治的关系

1）季节气候与疾病防治——因时制宜

防病："虚邪贼风，避之有时"。

养生："法于四时""春夏养阳，秋冬养阴"。

2）昼夜时辰与疾病防治——如"子午流注针法"

3）地域环境与疾病防治——因地制宜

3. 人与社会环境的统一性

（1）社会环境对人体生理的影响

（2）社会环境对人体病理的影响

"尝贵后贱"可致"脱营"病，"尝富后贫"可致"失精"病（《素问·疏五过论》）。

（3）社会环境与疾病防治的关系

二、辨证论治

强调辨证论治，又讲究＿＿与＿＿相结合。

1. 病、证、症的基本概念

（1）＿，即＿＿。反映的是一种疾病全过程总体属性、特征和规律。如感冒、痢疾等。

（2）＿，即＿＿。是疾病过程中某一＿＿或某一＿＿的病理概括。

证与病机的关系：证是病机的外在反映；病机是证的内在本质。

（3）＿，症状和体征的总称，是疾病过程中表现出个别、孤立的现象，是判断疾病、辨识证候的主要依据。

2. 辨证论治的基本概念

（1）＿＿＿，即认识疾病，确立证候。包括：辨病因、辨＿＿＿、辨病性、辨＿＿＿。

（2）＿＿＿，是依据辨证的结果，确立治法和处方遣药。步骤包括：因证＿＿＿、随法＿＿＿、据方＿＿＿。

（3）辨证与论治的关系

＿＿＿是＿＿的前提和依据；＿＿＿是＿＿的延续，也是对其正确与否的检验。

3. 同病异治与异病同治

（1）＿＿＿＿＿＿，指同一种病，由于发病的时间、地域不同，或疾病所处的阶段或类型不同，或病人的体质有异，故反映出的证候不同，因而治疗也就有异。

（2）＿＿＿＿＿＿，指几种不同的疾病，在其发展变化过程中出现了大致相同的病机、大致相同的证，故可用大致相同的治法和方药来治疗。

二、辨证论治

强调辨证论治，又讲究辨证与辨病相结合。

1. 病、证、症的基本概念

（1）病，即疾病。反映的是一种疾病全过程总体属性、特征和规律。如感冒、痢疾等。

（2）证，即证候。是疾病过程中某一阶段或某一类型的病理概括。

证与病机的关系：证是病机的外在反映；病机是证的内在本质。

（3）症，症状和体征的总称，是疾病过程中表现出个别、孤立的现象，是判断疾病、辨识证候的主要依据。

2. 辨证论治的基本概念

（1）辨证，即认识疾病，确立证候。包括：辨病因、辨病位、辨病性、辨病势。

（2）论治，是依据辨证的结果，确立治法和处方遣药。步骤包括：因证立法、随法选方、据方施治。

（3）辨证与论治的关系

辨证是论治的前提和依据；论治是辨证的延续，也是对其正确与否的检验。

3. 同病异治与异病同治

（1）同病异治，指同一种病，由于发病的时间、地域不同，或疾病所处的阶段或类型不同，或病人的体质有异，故反映出的证候不同，因而治疗也就有异。

（2）异病同治，指几种不同的疾病，在其发展变化过程中出现了大致相同的病机、大致相同的证，故可用大致相同的治法和方药来治疗。

第一章　中医学的哲学基础

第一节　精气学说

一、精气的基本概念

1. 精的基本概念

一种充塞宇宙之中的无形而运动不息的极精微物质，是构成宇宙万物的本原。概念源于"＿＿＿说"。

2. 气的基本概念

存在于宇宙之中不断运动且无形可见的极细微物质，是宇宙万物的共同构成本原。概念源于"＿＿＿说"。

二、精气学说的基本内容

1. 精气是构成宇宙的本源

精气生万物的机理：天地之气交感，＿＿＿二气合和。

精气存在形式：有"＿＿＿"与"＿＿＿"两种。

2. 精气的运动与变化

气的运动称为＿＿＿，主要有＿、＿、＿、＿等形式。

气的运动产生宇宙各种变化的过程称为＿＿＿。

3. 精气是天地万物相互联系的中介

精气维系着天地万物之间的互相＿＿＿，使得万物得以互相＿＿＿。

4. 天地精气化生为人

"人之生，气之＿＿＿＿也。聚则为生，散则为死。"

人的生死过程，就是气的＿＿＿＿过程。

第一章 中医学的哲学基础

第一节 精气学说

一、精气的基本概念

1. 精的基本概念

一种充塞宇宙之中的无形而运动不息的极精微物质，是构成宇宙万物的本原。概念源于"水地说"。

2. 气的基本概念

存在于宇宙之中不断运动且无形可见的极细微物质，是宇宙万物的共同构成本原。概念源于"云气说"。

二、精气学说的基本内容

1. 精气是构成宇宙的本源

精气生万物的机理：天地之气交感，阴阳二气合和。

精气存在形式：有"无形"与"有形"两种。

2. 精气的运动与变化

气的运动称为气机，主要有升、降、聚、散等形式。

气的运动产生宇宙各种变化的过程称为气化。

3. 精气是天地万物相互联系的中介

精气维系着天地万物之间的互相联系，使得万物得以互相感应。

4. 天地精气化生为人

"人之生，气之聚也。聚则为生，散则为死。"

人的生死过程，就是气的聚散过程。

第二节　阴阳学说

一、阴阳的概念及事物阴阳属性的相对性

1. 阴阳的基本概念

中国古代哲学的一对范畴，是对自然界相互联系的某些事物或现象____双方属性的概括。

"阴阳者，一分为__也。"（《类经·阴阳类》）

2. 事物的阴阳属性

（1）阴阳属性的绝对性

宇宙间相互关联且又相互独立的事物或现象，或同一事物内部相互对立的两个方面，都可以用阴阳来概括分期其各自的属性。

水火者，阴阳之____也。

____：运动的、外向的、上升的、温热的、明亮的……

____：静止的、内守的、下降的、寒冷的、晦暗的……

（2）阴阳属性的相对性

1）阴阳的相互____。

2）阴阳的无限____。

3）因_____的改变而发生改变。

一日分阴阳：

上午为_____，下午为_____，

上半夜为_____，下半夜为_____。

四季分阴阳：

夏天属____（阳中之阳），秋天属少阴（_____），

冬天属____（阴中之阴），春天属少阳（_____）。

第二节　阴阳学说

一、阴阳的概念及事物阴阳属性的相对性

1. 阴阳的基本概念

中国古代哲学的一对范畴，是对自然界相互联系的某些事物或现象对立双方属性的概括。

"阴阳者，一分为二也。"（《类经·阴阳类》）

2. 事物的阴阳属性

（1）阴阳属性的绝对性

宇宙间相互关联且又相互独立的事物或现象，或同一事物内部相互对立的两个方面，都可以用阴阳来概括分期其各自的属性。

水火者，阴阳之征兆也。

阳：运动的、外向的、上升的、温热的、明亮的……

阴：静止的、内守的、下降的、寒冷的、晦暗的……

（2）阴阳属性的相对性

1）阴阳的相互转化。

2）阴阳的无限可分。

3）因比较对象的改变而发生改变。

一日分阴阳：

上午为阳中之阳，下午为阳中之阴，

上半夜为阴中之阴，下半夜为阴中之阳。

四季分阴阳：

夏天属太阳（阳中之阳），秋天属少阴（阳中之阴），

冬天属太阴（阴中之阴），春天属少阳（阴中之阳）。

五脏分阴阳：

__为阳中之阳，__为阳中之阴，__为阴中之至阴，__为阴中之阳，__为阴中之阴。

二、阴阳学说的基本内容

1. 阴阳对立制约

对立，统一体内的阴阳双方属性____。

制约，相互斗争、相互____和相互排斥。

2. 阴阳互根互用

互根，阴和阳任何一方都不能脱离对方而独立存在，每一方都以另一方作为自己存在的条件或前提。

互根关系被破坏："孤阴____，孤阳____"（《春秋繁露·顺命》），甚则"阴阳____，精气乃绝"（《素问·生气通天论》）。

互用，阴阳双方具有相互资生、促进和助长的关系。"阴在内，_____也；阳在外，_____也。"（《素问·阴阳应象大论》）

3. 阴阳交感与互藏

交感，阴阳交感是宇宙万物赖以生成和变化的____。

互藏，阴中____，阳中____。

4. 阴阳消长

互为消长：彼此对立制约的过程中，阴与阳可出现某一方增长而另一方_____，或某一方消减而另一方_____的变化。

皆消皆长：在互根互用的过程中，阴与阳出现某一方增长而另一方_____，或某一方消减而另一方_____的变化。

五脏分阴阳：

心为阳中之阳，肺为阳中之阴，脾为阴中之至阴，肝为阴中之阳，肾为阴中之阴。

二、阴阳学说的基本内容

1. 阴阳对立制约

对立，统一体内的阴阳双方属性相反。

制约，相互斗争、相互制约和相互排斥。

2. 阴阳互根互用

互根，阴和阳任何一方都不能脱离对方而独立存在，每一方都以另一方作为自己存在的条件或前提。

互根关系被破坏："孤阴不生，孤阳不长"（《春秋繁露·顺命》），甚则"阴阳离决，精气乃绝"（《素问·生气通天论》）。

互用，阴阳双方具有相互资生、促进和助长的关系。"阴在内，阳之守也；阳在外，阴之使也。"（《素问·阴阳应象大论》）

3. 阴阳交感与互藏

交感，阴阳交感是宇宙万物赖以生成和变化的根源。

互藏，阴中有阳，阳中有阴。

4. 阴阳消长

互为消长：彼此对立制约的过程中，阴与阳可出现某一方增长而另一方消减，或某一方消减而另一方增长的变化。

皆消皆长：在互根互用的过程中，阴与阳出现某一方增长而另一方亦增长，或某一方消减而另一方亦消减的变化。

5. 阴阳转化

"寒极____，热极____……重阴____，重阳____。"（《素问·阴阳应象大论》）

6. 阴阳自和与平衡

指阴阳双方维持和主动恢复其协调平衡状态的能力和趋势。

三、阴阳学说在中医学的应用

1. 说明人体的组织结构

脏腑形体

____	表	上	背	四肢外侧	六腑	皮毛
____	里	下	胸	四肢内侧	五脏	筋骨

经络系统

____	手足三阳经	阳跷脉、阳维脉	督脉	阳络
____	手足三阴经	阴跷脉、阴维脉	任脉	阴络

2. 概括人体的生理功能

"阴平阳秘，_____；阴阳离决，_____。"（《素问·生气通天论》）

3. 阐释人体的病理变化

_____是疾病的基本病机之一。

（1）分析病因的阴阳属性

六淫属____，饮食居处、情志失调等属____。

阴阳中复有阴阳：六淫中，风、暑、火（热）属__，寒、湿属__。

5. 阴阳转化

"寒极生热，热极生寒……重阴必阳，重阳必阴。"（《素问·阴阳应象大论》）

6. 阴阳自和与平衡

指阴阳双方维持和主动恢复其协调平衡状态的能力和趋势。

三、阴阳学说在中医学的应用

1. 说明人体的组织结构

脏腑形体

阳	表	上	背	四肢外侧	六腑	皮毛
阴	里	下	胸	四肢内侧	五脏	筋骨

经络系统

阳	手足三阳经	阳跷脉、阳维脉	督脉	阳络
阴	手足三阴经	阴跷脉、阴维脉	任脉	阴络

2. 概括人体的生理功能

"阴平阳秘，精神乃治；阴阳离决，精气乃绝。"（《素问·生气通天论》）

3. 阐释人体的病理变化

阴阳失调是疾病的基本病机之一。

（1）分析病因的阴阳属性

六淫属阳邪，饮食居处、情志失调等属阴邪。

阴阳中复有阴阳：六淫中，风、暑、火（热）属阳，寒、湿属阴。

（2）分析病理变化的基本规律

1）阴阳偏盛（邪气盛则__）

阳胜则__，阳胜则__。治疗原则——热者____。

阴胜则__，阴胜则__。治疗原则——寒者____。

2）阴阳偏衰（精气夺则__）

阳虚则__（虚寒证）；阴虚则__（虚热证）。

3）阴阳互损

阴精阳气一方虚损到一定程度，常导致对方的不足，所谓阳损____，阴损____，最后导致阴阳____。

4.用于疾病的诊断

（1）四诊分阴阳

寸脉为__，尺脉为__；脉至为__，脉去为__。

（2）辨证分阴阳

阴阳为八纲的____。表实热为__；里虚寒为__。

5.用于疾病的防治

（1）养生原则

"法于____"。

（2）治疗原则

"损其____""实则__之"。

"补其____""虚则__之"。

阳病治阴：壮水之主，以_____。

阴病治阳：益火之源，以_____。

阴阳互损：_____。

（3）分析和归纳药物的性能

药物	阳		阴	
四气	__	热	寒	__
升降浮沉	升			沉
五味	辛	__	__	苦	

（2）分析病理变化的基本规律

1）阴阳偏盛（邪气盛则实）

阳胜则热，阳胜则阴病。治疗原则——热者寒之。

阴胜则寒，阴胜则阳病。治疗原则——寒者热之。

2）阴阳偏衰（精气夺则虚）

阳虚则寒（虚寒证）；阴虚则热（虚热证）。

3）阴阳互损

阴精阳气一方虚损到一定程度，常导致对方的不足，所谓阳损及阴，阴损及阳，最后导致阴阳两虚。

4. 用于疾病的诊断

（1）四诊分阴阳

寸脉为阳，尺脉为阴；脉至为阳，脉去为阴。

（2）辨证分阴阳

阴阳为八纲的总纲。表实热为阳；里虚寒为阴。

5. 用于疾病的防治

（1）养生原则

"法于阴阳"。

（2）治疗原则

"损其有余""实则泻之"。

"补其不足""虚则补之"。

阳病治阴：壮水之主，以制阳光。

阴病治阳：益火之源，以消阴翳。

阴阳互损：阴阳双补。

（3）分析和归纳药物的性能

药物	阳		阴	
四气	温	热	寒	凉
升降浮沉	升	浮	降	沉
五味	辛	甘	淡	酸	苦	咸

第三节　五行学说

一、五行学说的基本内容

1.五行的特性

木曰____：引申生长、升发、条达、舒畅。

火曰____：引申温热、上升、光明。

土爰____：引申承载、生化、受纳。

金曰____：引申清洁、肃降、收敛。

水曰____：引申寒凉、滋润、向下、闭藏。

2.事物五行属性的推演与归类

自然界						五行	人体							变动
五味	五色	五化	五气	五方	五季		五脏	五腑	五官	五体	五志	五声	五音	
—	—	—	—	—	—	木	—	—	—	—	—	—	—	—
—	—	—	—	—	—	火	—	—	—	—	—	—	—	—
—	—	—	—	—	—	土	—	—	—	—	—	—	—	—
—	—	—	—	—	—	金	—	—	—	—	—	—	—	—
—	—	—	—	—	—	水	—	—	—	—	—	—	—	—

第三节　五行学说

一、五行学说的基本内容

1.五行的特性

木曰曲直：引申生长、升发、条达、舒畅。

火曰炎上：引申温热、上升、光明。

土爰稼穑：引申承载、生化、受纳。

金曰从革：引申清洁、肃降、收敛。

水曰润下：引申寒凉、滋润、向下、闭藏。

2.事物五行属性的推演与归类

自然界						五行	人体						
五味	五色	五化	五气	五方	五季		五脏	五腑	五官	五体	五志	五声	五音	变动
酸	青	生	风	东	春	木	肝	胆	目	筋	怒	呼	角	握
苦	赤	长	暑	南	夏	火	心	小肠	舌	脉	喜	笑	徵	忧
甘	黄	化	湿	中	长夏	土	脾	胃	口	肉	思	歌	宫	哕
辛	白	收	燥	西	秋	金	肺	大肠	鼻	皮	悲	哭	商	咳
咸	黑	藏	寒	北	冬	水	肾	膀胱	耳	骨	恐	呻	羽	栗

3. 五行相生与相克

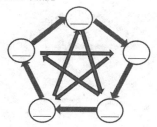

（1）五行相生

生我者，为__；我生者，为__（母子关系）。

（2）五行相克

我克者，为我"____"；克我者，为我"_____"（所胜所不胜关系）。

4. 五行制化

"__则害，承乃__，制则生化。"（《素问·六微旨大论》）

规律：五行中一行亢盛时，必然随之有____，以防止亢而为害。

制化 =____+____。

5. 五行相乘与相侮

（1）五行相____

五行中一行对其所胜的过度制约或克制，又称倍克。

（2）五行相____

五行中一行对其所不胜的反向制约和克制，又称"反克""反侮"。

3. 五行相生与相克

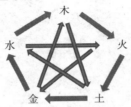

（1）五行相生

生我者，为母；我生者，为子（母子关系）。

（2）五行相克

我克者，为我"所胜"；克我者，为我"所不胜"（所胜所不胜关系）。

4. 五行制化

"亢则害，承乃制，制则生化。"（《素问·六微旨大论》）

规律：五行中一行亢盛时，必然随之有制约，以防止亢而为害。

制化 = 相生 + 相克。

5. 五行相乘与相侮

（1）五行相乘

五行中一行对其所胜的过度制约或克制，又称倍克。

（2）五行相侮

五行中一行对其所不胜的反向制约和克制，又称"反克""反侮"。

二、五行学说在中医学中的应用

1. 说明五脏的生理功能及其相互关系

__升发条达，__阳温煦，__气运化，__肃降，__藏精主水。

2. 说明五脏病变的相互影响与传变

（1）相生关系的传变（母子相及）

1）母病及子

脾病及__，肝病及__。

规律：母虚→子虚→母子皆虚

2）子病及母

肝病及__，肺病及__。

规律：子盛→母盛→子母皆盛（子_____）

　　　子虚→母虚→子母俱虚

　　　子盛→母损→子盛母衰（子_____）

（2）相克关系的传变（相乘相侮）

1）相乘

肝病及__——木乘土。

2）相侮

肝病及__——木火刑金。

3. 指导疾病的诊断

（1）指导疾病的定位诊断

面见____，喜食____，脉见__象，诊为肝病。

（2）判断疾病的传变趋势

脾虚病人，面见青色，脉见弦象，为__乘__。

（3）推测疾病预后转归

肝病，色青，见浮脉——相胜之脉（__色脉）

——逆，病__。

肝病，色青，见沉脉——相生之脉（__色脉）

——顺，病__。

二、五行学说在中医学中的应用

1. 说明五脏的生理功能及其相互关系

肝升发条达，心阳温煦，脾气运化，肺肃降，肾藏精主水。

2. 说明五脏病变的相互影响与传变

（1）相生关系的传变（母子相及）

1）母病及子

脾病及肺，肝病及心。

规律：母虚→子虚→母子皆虚

2）子病及母

肝病及肾，肺病及脾。

规律：子盛→母盛→子母皆盛（子病犯母）

　　　子虚→母虚→子母俱虚

　　　子盛→母损→子盛母衰（子盗母气）

（2）相克关系的传变（相乘相侮）

1）相乘

肝病及脾——木乘土。

2）相侮

肝病及肺——木火刑金。

3. 指导疾病的诊断

（1）指导疾病的定位诊断

面见青色，喜食酸味，脉见弦象，诊为肝病。

（2）判断疾病的传变趋势

脾虚病人，面见青色，脉见弦象，为木乘土。

（3）推测疾病预后转归

肝病，色青，见浮脉——相胜之脉（克色脉）
　　——逆，病重。

肝病，色青，见沉脉——相生之脉（生色脉）
　　——顺，病轻。

4. 指导疾病的治疗
（1）指导脏腑用药

五色	青	—	黄	—	—
五味	—	苦	甘	—	—
五脏	—	—	—	肺	肾
药物	山茱萸	丹参	白术	石膏	生地

（2）控制疾病的传变
传变与否取决于：脏气的____。
传变的基本规律：盛则_____，虚则_____。
见肝脏病，要兼补肺脏（防木旺____）；或补脾脏
（防木旺____）。
（3）确定治则治法
1）根据相生——虚则_____，实则_____。

治法	含义	适应证
——	滋肾阴以养肝阴，以制约肝阳上亢的方法	肾阴不足，水不涵木所致的肝阳上亢证
——	补脾气以益肺气的方法	脾气虚，不能资肺的脾肺气虚或主要因肺气虚而引起的肺脾两虚
——	滋养肺肾阴虚的一种治疗方法，又称滋养肺肾法	肺肾虚无力滋肾，或肾阴不足，不能上滋肺阴而致的肺肾阴虚证
——	温肾阳补脾阳的一种方法	（肾阳）不能温煦脾土的脾肾阳虚证

2）根据相克——抑__，扶__。

4.指导疾病的治疗
（1）指导脏腑用药

五色	青	赤	黄	白	黑
五味	酸	苦	甘	辛	咸
五脏	肝	心	脾	肺	肾
药物	山茱萸	丹参	白术	石膏	生地

（2）控制疾病的传变

传变与否取决于：脏气的盛衰。

传变的基本规律：盛则传，虚则受。

见肝脏病，要兼补肺脏（防木旺侮金）；或补脾脏（防木旺乘土）。

（3）确定治则治法

1）根据相生——虚则补其母，实则泻其子。

治法	含义	适应证
滋水涵木	滋肾阴以养肝阴，以制约肝阳上亢的方法	肾阴不足，水不涵木所致的肝阳上亢证
培土生金	补脾气以益肺气的方法	脾气虚，不能资肺的脾肺气虚或主要因肺气虚而引起的肺脾两虚
金水相生	滋养肺肾阴虚的一种治疗方法，又称滋养肺肾法	肺阴虚无力滋肾，或肾阴不足，不能上滋肺阴而致的肺肾阴虚证
益火补土	温肾阳补脾阳的一种方法	（肾阳）不能温煦脾土的脾肾阳虚证

2）根据相克——抑强，扶弱。

治法	含义	适应证
＿＿	以疏肝健脾和平肝和胃治疗肝脾不和或肝气犯胃病证的一种方法	木旺乘土或土虚木乘之证
＿＿	温运脾阳或健脾温肾法治疗水湿停蓄为病的一种方法	脾虚不运或脾肾阳虚，水湿泛滥而致的水肿胀满
＿＿	滋肺阴、清肝火以治疗肝火犯肺病证的一种治疗方法	肺阴不足、肝火上逆犯肺证
＿＿	泻心火、补肾水	适用于肾阴不足心火偏亢的心肾不交证

（4）指导针灸取穴

五输穴（井荥输经合）配五行：阳井＿＿，阴井＿＿。

五行选穴：肝脏虚证→虚则补其母→取肾经或本经的合穴（水穴）阴谷或曲泉

（5）指导情志疾病的治疗

"以＿＿胜情"。

治法	含义	适应证
抑木扶土	以疏肝健脾和平肝和胃治疗肝脾不和或肝气犯胃病证的一种方法	木旺乘土或土虚木乘之证
培土制水	温运脾阳或健脾温肾法治疗水湿停蓄为病的一种方法	脾虚不运或脾肾阳虚，水湿泛滥而致的水肿胀满
佐金平木	滋肺阴、清肝火以治疗肝火犯肺病证的一种治疗方法	肺阴不足、肝火上逆犯肺证
壮水制火（泻南补北）	泻心火、补肾水	适用于肾阴不足心火偏亢的心肾不交证

（4）指导针灸取穴

五输穴（井荥输经合）配五行：阳井金，阴井木。

五行选穴：肝脏虚证→虚则补其母→取肾经或本经的合穴（水穴）阴谷或曲泉

（5）指导情志疾病的治疗

"以情胜情"。

第二章 藏 象

第一节 藏象学说概论

藏象的概念

指藏于体内的_____及其表现在外的_____
__，以及与自然界相应的事物和现象。

藏，实质上是以____为中心的五个生理病理系统。

象，是指五个生理病理系统外在现象和比象。

第二节 五 脏

一、五脏的共同生理特点

五脏共同的生理特点：化生和贮藏____。

"所谓五脏者，藏____而____也，故__而_____。"
（《素问·五脏别论》）

二、心的生理功能和生理特性

1.心的生理功能

（1）心主血脉

指心气推动和调控____在____中运行，流注全身，
发挥营养和_____作用。

功能正常的三个条件：____充沛；____通利；____
充盈。

1）心主血

心气能推动_____；心有____的作用（奉心化赤）。

第二章 藏 象

第一节 藏象学说概论

藏象的概念

指藏于体内的脏腑组织器官及其表现在外的生理病理现象，以及与自然界相应的事物和现象。

藏，实质上是以五脏为中心的五个生理病理系统。

象，是指五个生理病理系统外在现象和比象。

第二节 五 脏

一、五脏的共同生理特点

五脏共同的生理特点：化生和贮藏精气。

"所谓五脏者，藏精气而不泻也，故满而不能实。"（《素问·五脏别论》）

二、心的生理功能和生理特性

1. 心的生理功能

（1）心主血脉

指心气推动和调控血液在脉道中运行，流注全身，发挥营养和滋润作用。

功能正常的三个条件：心气充沛；脉道通利；血液充盈。

1）心主血

心气能推动血液运行；心有生血的作用（奉心化赤）。

2）心主脉

心气推动和调控心脏的____和脉管的____，使脉道通利，血流通畅。

（2）心藏神

"心者，____之官也，____出焉。"（《素问·灵兰秘典论》）

心为"五脏六腑之____""所以____者谓之心"。

2.心的生理特性

（1）心为阳脏

心位于____，五行属__，为阳中____，又称火脏。

（2）心主

心脉以通畅为本，心神以清明为要。

三、肺的生理功能和生理特性

1.肺的生理功能

（1）肺主气，司呼吸

1）主呼吸之气

指肺是气体____的场所。

肺主呼吸的机能，由肺气的____与____运动来维系。

2）肺主一身之气

"诸气者皆属于__。"（《素问·五脏生成》）

①生成宗气

宗气的含义：__吸入的自然清气与____运化的水谷精微之气在胸中相结合而成的气，属____之气。

宗气的功能：走息道以_____；贯心脉以_____；至丹田以____。

2）心主脉

心气推动和调控心脏的搏动和脉管的舒缩，使脉道通利，血流通畅。

（2）心藏神

"心者，君主之官也，神明出焉。"（《素问·灵兰秘典论》）

心为"五脏六腑之大主""所以任物者谓之心"。

2.心的生理特性

（1）心为阳脏

心位于胸中，五行属火，为阳中之阳，又称火脏。

（2）心主通明

心脉以通畅为本，心神以清明为要。

三、肺的生理功能和生理特性

1.肺的生理功能

（1）肺主气，司呼吸

1）主呼吸之气

指肺是气体交换的场所。

肺主呼吸的机能，由肺气的宣发与肃降运动来维系。

2）肺主一身之气

"诸气者皆属于肺。"（《素问·五脏生成》）

①生成宗气

宗气的含义：肺吸入的自然清气与脾胃运化的水谷精微之气在胸中相结合而成的气，属后天之气。

宗气的功能：走息道以司呼吸；贯心脉以行气血；至丹田以资先天。

②调节全身气机

___的宣发肃降功能促进___的升降出入运动。

肺通过____促进气血在经脉当中的运行。

（2）主行水

指肺气的_____运动推动和调节全身水液的____和排泄。

1）肺主行水的机理

宣发：将脾转输至肺的津液，向__向__布散，上至_____，外达_____，并化为____排出体外。

肃降：将脾转输至肺的津液，向__向__输送到其他脏腑，并将各脏腑代谢后产生的____下输____，成为____生成之源。

2）肺为华盖，位置最高，为"水之____"。

"饮入于__，游溢精气，上输于__，脾气散精，上归于__，通调水道，下输____。水精四布，五经并行。"（《素问·经脉别论》）

治疗："____利水""降气利水""开__门""__揭盖"。

（3）朝百脉，主治节

1）肺朝百脉

指肺具有辅助心行血于周身的生理机能。

"食气入__，浊气归__，淫精于__，脉气流经，经气归于__，肺朝____，输__于____。"（《素问·经脉别论》）

生理意义：____交换、助__行血

2）肺主治节

"肺者，____之官，____出焉。"（《素问·灵兰秘典论》）

②调节全身气机

肺的宣发肃降功能促进气的升降出入运动。

肺通过呼吸促进气血在经脉当中的运行。

（2）主行水

指肺气的宣发肃降运动推动和调节全身水液的输布和排泄。

1）肺主行水的机理

宣发：将脾转输至肺的津液，向上向外布散，上至头面诸窍，外达皮毛肌腠，并化为汗液排出体外。

肃降：将脾转输至肺的津液，向下向内输送其他脏腑，并将各脏腑代谢后产生的浊液下输膀胱，成为尿液生成之源。

2）肺为华盖，位置最高，为"水之上源"。

"饮入于胃，游溢精气，上输于脾，脾气散精，上归于肺，通调水道，下输膀胱。水精四布，五经并行。"《素问·经脉别论》）

治疗："宣肺利水""降气利水""开鬼门""提壶揭盖"

（3）朝百脉，主治节

1）肺朝百脉

指肺具有辅助心行血于周身的生理机能。

"食气入胃，浊气归心，淫精于脉，脉气流经，经气归于肺，肺朝百脉，输精于皮毛。"《素问·经脉别论》）

生理意义：气体交换、助心行血。

2）肺主治节

"肺者，相傅之官，治节出焉。"《素问·灵兰秘典论》）

生理作用：主司____运动；调节____运动；调节__
__运行；调节____输布代谢。

2.肺的生理特性

（1）肺为华盖

肺覆盖五脏六腑，位置最高，能宣发____于体表，
保护诸脏免受外邪侵袭。

（2）肺为____

肺清虚娇嫩，容易受邪。

（3）肺气宣降

1）宣发

方向：向__向__。

呼出体内____；布散____精微和津液；宣发____。

2）肃降

方向：向__向__。

____自然界的清气；向下布散水谷精微和____；肃
清呼吸道____。

四、脾的生理功能和生理特性

1.脾的生理功能

（1）脾主运化

脾为____之本。

1）运化水液

脾具有对水液____、转输和____的功能。

水精四布，五经并行；水液的____作用。

2）运化水谷（食物）

指脾对饮食物的____、____和布散作用。

"脾为__脏，中央土以灌____。"（《素问·玉机真
脏论》）

生理作用：主司呼吸运动；调节气机运动；调节血液运行；调节津液输布代谢。

2. 肺的生理特性

（1）肺为华盖

肺覆盖五脏六腑，位置最高，能宣发卫气于体表，保护诸脏免受外邪侵袭。

（2）肺为娇脏

肺清虚娇嫩，容易受邪。

（3）肺气宣降

1）宣发

方向：向上向外。

呼出体内浊气；布散水谷精微和津液；宣发卫气。

2）肃降

方向：向内向下。

吸入自然界的清气；向下布散水谷精微和津液；肃清呼吸道异物。

四、脾的生理功能和生理特性

1. 脾的生理功能

（1）脾主运化

脾为后天之本。

1）运化水液

脾具有对水液吸收、转输和布散的功能。

水精四布，五经并行；水液的枢转作用。

2）运化水谷（食物）

指脾对饮食物的消化、吸收和布散作用。

"脾为孤脏，中央土以灌四傍。"（《素问·玉机真脏论》）

（2）脾主统血

统摄、控制血液在经脉内正常运行而不_____。

异常——"_____"，可见便血、尿血、崩漏、肌肤发斑等。

2.脾的生理特性

（1）脾主升

1）升提____

使脏器恒定在相应位置。

功能失常，称之为_____，导致内脏下垂。

2）升输____

将水谷精微上输至心肺头面部。

功能失常，则出现_____、倦怠乏力等。

（2）脾喜__而恶__

脾主运化水液，故水湿易于侵犯人体，易损伤____。

五、肝的生理功能和生理特性

1.肝的生理功能

（1）主疏泄

1）促进____与____的运行输布。

2）促进脾胃运化和____的分泌排泄。

3）调畅__志。

4）促进男子____与女子____行经。

（2）肝主藏血（肝为血海）

1）涵养____。

2）调节____。

3）濡养肝及____。

4）化生和濡养__，维持正常____及____。

5）为经血之__。

6）防止____。

（2）脾主统血

统摄、控制血液在经脉内正常运行而不逸出脉外。

异常——"脾不统血"，可见便血、尿血、崩漏、肌肤发斑等。

2. 脾的生理特性

（1）脾主升

1）升提脏器

使脏器恒定在相应位置。

功能失常，称之为中气下陷，导致内脏下垂。

2）升输清气

将水谷精微上输至心肺头面部。

功能失常，则出现头目眩晕、倦怠乏力等。

（2）脾喜燥而恶湿

脾主运化水液，故水湿易于侵犯人体，易损伤脾阳。

五、肝的生理功能和生理特性

1. 肝的生理功能

（1）主疏泄

1）促进血液与津液的运行输布。

2）促进脾胃运化和胆汁的分泌排泄。

3）调畅情志。

4）促进男子排精与女子排卵行经。

（2）肝主藏血（肝为血海）

1）涵养肝气。

2）调节血量。

3）濡养肝及筋目。

4）化生和濡养魂，维持正常神志及睡眠。

5）为经血之源。

6）防止出血。

2.肝的生理特性

（1）肝为__脏，体__而用__

1）体阴

一是肝__同居下焦属阴。二是肝为藏____之脏。

2）用阳

一是说肝为风木之脏，其气主__主__。

二是病理上____易逆，____易动。

（2）肝主____，喜____而恶____

肝属木，应自然界____之气，宜保持柔和、调畅、升发、条达，既不____也不____的冲和之象。

六、肾的生理功能和生理特性

1.肾的生理功能

（1）肾藏精，主生长发育和生殖及脏腑气化。

1）肾藏精

"肾者，主____，____之本，_____之处也。"（《素问·六节藏象论》）

精是构成____和维持_____的最基本物质。

精来源于先天____之精与后天____之精。

2）主生长发育与生殖

"女子七岁，肾气盛，_____；

二七而____至，任脉通，太冲脉盛，月事以时下，故有__ ；

三七，肾气____，故真牙生而长极；

四七，筋骨坚，__长极，身体盛壮；

五七，____脉衰，面始焦，发始堕；

六七，____脉衰于上，面皆焦，发始白；

七七，任脉虚，太冲脉衰少，天癸竭，地道不通，故形坏而____也。"

2.肝的生理特性

（1）肝为刚脏，体阴而用阳

1）体阴

一是肝肾同居下焦属阴。二是肝为藏阴血之脏。

2）用阳

一是说肝为风木之脏，其气主升主动。

二是病理上肝气易逆，肝风易动。

（2）肝主升发，喜条达而恶抑郁

肝属木，应自然界春生之气，宜保持柔和、调畅、升发、条达，既不抑郁也不亢奋的冲和之象。

六、肾的生理功能和生理特性

1.肾的生理功能

（1）肾藏精，主生长发育和生殖及脏腑气化。

1）肾藏精

"肾者，主蛰，封藏之本，精之处也。"（《素问·六节藏象论》）

精是构成人体和维持人体生命活动的最基本物质。

精来源于先天生殖之精与后天脏腑之精。

2）主生长发育与生殖

"女子七岁，肾气盛，齿更发长；

二七而天癸至，任脉通，太冲脉盛，月事以时下，故有子；

三七，肾气平均，故真牙生而长极；

四七，筋骨坚，发长极，身体盛壮；

五七，阳明脉衰，面始焦，发始堕；

六七，三阳脉衰于上，面皆焦，发始白；

七七，任脉虚，太冲脉衰少，天癸竭，地道不通，故形坏而无子也。"

"丈夫八岁，肾气实，_____ ；

二八，肾气盛，____至，精气溢泻，阴阳和，故能有__ ；

三八，肾气平均，____劲强，故真牙生而长极；

四八，筋骨隆盛，____满壮；

五八，____衰，发堕齿槁；

六八，____衰竭于上，面焦，发鬓颁白；

七八，肝气衰，__不能动，天癸竭，精少，肾脏衰，形体皆极；

八八，则____去。"

3）主脏腑气化

肾气：____所化；为_____的根本；为_____中最重要者。

肾__ ：具有凉润、宁静、抑制、凝聚等作用的部分。

肾__ ：具有温煦、推动、兴奋、宣散等作用的部分。

（2）肾主水

肾气具有主司和调节全身水液代谢的功能。

1）对参与____代谢脏腑的促进作用。

2）____和____作用。

"肾者_____脏，主____。"（《素问·逆调论》）

"肾者胃之__也，关门不利，故____而从其类也，上下溢于皮肤，故为____。"（《素问·水热穴论》）

（3）肾主纳气

肾气有摄纳__所吸入的自然界清气，保持呼吸的____，防治呼吸表浅的作用。

"__为气之主，__为气之根。"（《类证治裁·喘证》）

"丈夫八岁，肾气实，发长齿更；

二八，肾气盛，天癸至，精气溢泻，阴阳和，故能有子；

三八，肾气平均，筋骨劲强，故真牙生而长极；

四八，筋骨隆盛，肌肉满壮；

五八，肾气衰，发堕齿槁；

六八，阳气衰竭于上，面焦，发鬓颁白；

七八，肝气衰，筋不能动，天癸竭，精少，肾脏衰，形体皆极；

八八，则齿发去。"

3）主脏腑气化

肾气：肾精所化；为脏腑之气的根本；为脏腑之气中最重要者。

肾阴：具有凉润、宁静、抑制、凝聚等作用的部分。

肾阳：具有温煦、推动、兴奋、宣散等作用的部分。

（2）肾主水

肾气具有主司和调节全身水液代谢的功能。

1）对参与水液代谢脏腑的促进作用。

2）生尿和排尿作用。

"肾者水脏，主津液。"（《素问·逆调论》）

"肾者胃之关也，关门不利，故聚水而从其类也，上下溢于皮肤，故为胕肿。"（《素问·水热穴论》）

（3）肾主纳气

肾气有摄纳肺所吸入的自然界清气，保持呼吸的深度，防治呼吸表浅的作用。

"肺为气之主，肾为气之根。"（《类证治裁·喘证》）

2.肾的生理特性

（1）肾主蛰守位

1）主蛰

肾以____为职，藏精、纳气、生殖、二便。

2）守位

"__火以明，__火以位。"（《素问·天元纪大论》）

（2）肾气上升

肾位于人体下部，其气当升。

七、五脏与志、液、体、窍、时的关系

五脏	在志	在液	在体	其华	在窍	五时
心	___	___	___	___	___	___
肺	___	___	___	___	___	___
脾	___	___	___	___	___	___
肝	___	___	___	___	___	___
肾	___	___	___	___	___	__、__

第三节 六 腑

一、六腑的共同生理特点

六腑共同的生理特点：受盛和传化____。

"六腑者，_____而不藏，故__而不能__也。"（《素问·五脏别论》）

六腑之气的特性：_____。

2. 肾的生理特性

（1）肾主蛰守位

1）主蛰

肾以闭藏为职，藏精、纳气、生殖、二便。

2）守位

"君火以明，相火以位。"（《素问·天元纪大论》）

（2）肾气上升

肾位于人体下部，其气当升。

七、五脏与志、液、体、窍、时的关系

五脏	在志	在液	在体	其华	在窍	五时
心	喜	汗	脉	面	舌	夏
肺	悲忧	涕	皮	毛	鼻	秋
脾	思	涎	肌肉	唇	口	长夏
肝	怒	泪	筋	爪	目	春
肾	恐惊	唾	骨	发	耳、二阴	冬

第三节 六 腑

一、六腑的共同生理特点

六腑共同的生理特点：受盛和传化水谷。

"六腑者，传化物而不藏，故实而不能满也。"（《素问·五脏别论》）

六腑之气的特性：通降下行。

二、胆的生理功能

1. 主决断，调节情志

"胆者，____之官，____出焉。"(《素问·灵兰秘典论》)

主要表现为对事物的____及____方面。

2. 贮藏和排泄胆汁

胆为____之府、清净之府、中清之腑。

为____之府。

三、胃的生理功能

1. 主要机能

(1) 主____水谷

太仓、____之海、水谷气血之海。

(2) 主____水谷

2. 生理特性

(1) 胃气____

饮食入胃，胃容纳而不拒，形成食糜，下传____；食物残渣下移____，燥化后形成粪便；排出体外。

(2) 喜__恶__

当保持充足的____以利饮食物的受纳和腐熟。

四、小肠的生理功能

1. 受盛____

受由____下传的食糜而盛纳之；停留一定的时间，化为精微和糟粕。

"小肠者，____之官，____出焉。"(《素问·灵兰秘典论》)

二、胆的生理功能

1. 主决断，调节情志

"胆者，中正之官，决断出焉。"(《素问·灵兰秘典论》)

主要表现为对事物的决断及勇怯方面。

2. 贮藏和排泄胆汁

胆为中精之府、清净之府、中清之腑。

为奇恒之府。

三、胃的生理功能

1. 主要机能

（1）主受纳水谷

太仓、水谷之海、水谷气血之海。

（2）主腐熟水谷

2. 生理特性

（1）胃气通降

饮食入胃，胃容纳而不拒，形成食糜，下传小肠；食物残渣下移大肠，燥化后形成粪便，排出体外。

（2）喜润恶燥

当保持充足的津液以利饮食物的受纳和腐熟。

四、小肠的生理功能

1. 受盛化物

受由胃腑下传的食糜而盛纳之；停留一定的时间，化为精微和糟粕。

"小肠者，受盛之官，化物出焉。"(《素问·灵兰秘典论》)

2. 泌别____

将经小肠消化后的饮食物，分为水谷精微和食物残渣。吸收_____，将食物残渣及多余水分向____输送。

3. 小肠主液

小肠在吸收_____的同时，也吸收大量津液。

应用"利小便以实____"治疗泄泻。

五、大肠的生理功能

"大肠者，____之官，____出焉。"(《素问·灵兰秘典论》)

1. 传化____

由____而来的食物残渣，再吸收其中多余的____，形成____，经肛门排出体外。

2. 大肠主__

在传化糟粕过程中，再吸收其中多余的____的功能。

六、膀胱的生理功能

1. 汇聚水液

"膀胱者，____之官，____藏焉，____则能出矣。"(《素问·灵兰秘典论》)

2. 贮存、排泄____

膀胱中尿液的贮存和排泄，由____及膀胱之气的激发和固摄作用调节。

七、三焦（六腑三焦）的生理功能

1. 通行水道、运行____

"三焦者，____之官，____出焉。"(《素问·灵兰秘典论》)

2. 泌别清浊

将经小肠消化后的饮食物，分为水谷精微和食物残渣。吸收精微成分，将食物残渣及多余水分向大肠输送。

3. 小肠主液

小肠在吸收水谷精微的同时，也吸收大量津液。

应用"利小便以实大便"治疗泄泻。

五、大肠的生理功能

"大肠者，传道之官，变化出焉。"(《素问·灵兰秘典论》)

1. 传化糟粕

由小肠而来的食物残渣，再吸收其中多余的水液，形成粪便，经肛门排出体外。

2. 大肠主津

在传化糟粕过程中，再吸收其中多余的水液的功能。

六、膀胱的生理功能

1. 汇聚水液

"膀胱者，州都之官，津液藏焉，气化则能出矣。"(《素问·灵兰秘典论》)

2. 贮存、排泄尿液

膀胱中尿液的贮存和排泄，由肾气及膀胱之气的激发和固摄作用调节。

七、三焦（六腑三焦）的生理功能

1. 通行水道、运行水液

"三焦者，决渎之官，水道出焉。"(《素问·灵兰秘典论》)

2. 生理特性

"上焦如__""中焦如__""下焦如__"。

3. 治疗原则

治上焦如__，非__不举；治中焦如__，非__不安；治下焦如__，非__不沉。

第四节　奇恒之腑

一、奇恒之腑的共同生理特点

形态似__：多为中空的管腔或囊性器官。

功能似__：主藏精气而不泻。

"__、__、__、__、__、_____，此六者，地气之所生也，皆藏于阴而象于地，故藏而不泻，名曰奇恒之腑。"（《素问·五脏别论》）

二、脑的生理功能

"脑为__之海。"（《灵枢·海论》）

1. 主宰生命活动

脑为____之府。

2. 主司精神活动

思维意识在"元神之府"的调控下，通过心的"____"作用，获得后天之神。

3. 主司感觉运动

"人身能知觉运动，以及能记古今，应对万物者，无非__之权也"。（《医易一理》）

2.生理特性

"上焦如雾""中焦如沤""下焦如渎"。

3.治疗原则

治上焦如羽，非轻不举；治中焦如衡，非平不安；治下焦如权，非重不沉。

第四节 奇恒之腑

一、奇恒之腑的共同生理特点

形态似腑：多为中空的管腔或囊性器官。

功能似脏：主藏精气而不泻。

"脑、髓、骨、脉、胆、女子胞，此六者，地气之所生也，皆藏于阴而象于地，故藏而不泻，名曰奇恒之腑。"(《素问·五脏别论》)

二、脑的生理功能

"脑为髓之海。"(《灵枢·海论》)

1.主宰生命活动

脑为元神之府。

2.主司精神活动

思维意识在"元神之府"的调控下，通过心的"任物"作用，获得后天之神。

3.主司感觉运动

"人身能知觉运动，以及能记古今，应对万物者，无非脑之权也。"(《医易一理》)

三、女子胞的生理功能

女子胞又称____、胞脏、子宫、____等，是女性的生殖器官（男子之胞则为"____"）。

1. 女子胞的生理功能

主持____，孕育____。

2. 女子胞与脏腑经络的关系

肾中精气的作用：____。

脏腑：__、心、__、__。

经络：__、__、督、带。

四、五脏、六腑、奇恒之腑的区别

1. 满而不实

____的精气宜保持充满，但必须流通布散而不应呆滞。

2. 实而不满

____内应有水谷食物，但必须不断传导变化，以保持虚实更替永不塞满的状态。

3. 病理

脏病多__、腑病多__。

4. 治疗

五脏宜__、六腑宜__。

三、女子胞的生理功能

女子胞又称胞宫、胞脏、子宫、子脏等，是女性的生殖器官（男子之胞则为"精室"）。

1. 女子胞的生理功能

主持月经，孕育胎儿。

2. 女子胞与脏腑经络的关系

肾中精气的作用：天癸。

脏腑：肝、心、脾、肾。

经络：冲、任、督、带。

四、五脏、六腑、奇恒之腑的区别

1. 满而不实

五脏的精气宜保持充满，但必须流通布散而不应呆滞。

2. 实而不满

六腑内应有水谷食物，但必须不断传导变化，以保持虚实更替永不塞满的状态。

3. 病理

脏病多虚、腑病多实。

4. 治疗

五脏宜补、六腑宜泻。

第五节 脏腑之间的关系

一、脏与脏之间的关系

	生理
心与肺	____是联结心的搏动和肺的呼吸之间的中心环节
心与脾	主要表现在____的生成和运行方面
心与肝	在于____运行和_____活动的调节方面
心与肾	"心肾相交""____既济"
肺与脾	__的生成和津液的输布代谢两个方面。"__为生痰之源,__为贮痰之器"
肺与肝	肺__肝__,是全身气机调畅的重要环节
肺与肾	体现在____代谢和____运动两个方面。"肺为气之__,肾为气之__"
肝与脾	主要表现在肝的疏泄和脾的运化,以及__的生成、贮藏及运行两个方面
脾与肾	脾为____之本,肾为____之本

二、脏与腑之间的关系

1.心与小肠

____实热下传____ ;____之热上熏于____。

第五节　脏腑之间的关系

一、脏与脏之间的关系

	生理
心与肺	宗气是联结心的搏动和肺的呼吸之间的中心环节
心与脾	主要表现在血液的生成和运行方面
心与肝	在于血液运行和精神、意识思维活动的调节方面
心与肾	"心肾相交""水火既济"
肺与脾	气的生成和津液的输布代谢两个方面。"脾为生痰之源，肺为贮痰之器"
肺与肝	肺降肝升，是全身气机调畅的重要环节
肺与肾	体现在水液代谢和呼吸运动两个方面。"肺为气之主，肾为气之根"
肝与脾	主要表现在肝的疏泄和脾的运化，以及血的生成、贮藏及运行两个方面
脾与肾	脾为后天之本，肾为先天之本

二、脏与腑之间的关系

1.心与小肠
心火实热下传小肠；小肠之热上熏于心。

2. 肺与大肠

肺司呼吸，主行水，有赖于____通畅。

大肠主传导，主津，有赖于____下降。

3. 脾与胃

____协调；____相因；____相济。

4. 肝与胆

疏泄胆汁，帮助____；肝胆相济，____乃成。

5. 肾与膀胱

肾气不足，____开合失度；膀胱____，上犯于肾。

三、六腑之间的关系

以通为__、以通为__、以通为__。

生理：__而不能__，满则__；__而不能__，滞则__。

病理：____不通。

2. 肺与大肠

肺司呼吸，主行水，有赖于大肠通畅。

大肠主传导，主津，有赖于肺气下降。

3. 脾与胃

纳运协调；升降相因；燥湿相济。

4. 肝与胆

疏泄胆汁，帮助消化；肝胆相济，勇敢乃成。

5. 肾与膀胱

肾气不足，膀胱开合失度；膀胱湿热，上犯于肾。

三、六腑之间的关系

以通为用、以通为顺、以通为补。

生理：实而不能满，满则病；通而不能滞，滞则害。

病理：传化不通。

第三章 精气血津液

第一节 精

一、人体之精的概念

指禀受于____的生命物质与____水谷精微相融合而形成的一种精华物质，是人体生命的本原，是构成人体和维持人体生命活动的最基本物质。

古代哲学的精是_____的生成本原。

二、人体之精的生成

_____禀受于父母，是构成胚胎的原始物质。

_____来源于水谷，又称"____之精"。

三、人体之精的功能

1. 繁衍____
2. ____
3. 化血
4. ____
5. 化神

第二节 气

一、人体之气的概念

气是不断____着的具有很强____的精微物质，是构成人体和维持人体生命活动的最基本物质。

第三章　精气血津液

第一节　精

一、人体之精的概念

指禀受于父母的生命物质与后天水谷精微相融合而形成的一种精华物质，是人体生命的本原，是构成人体和维持人体生命活动的最基本物质。

古代哲学的精是宇宙万物的生成本原。

二、人体之精的生成

先天之精禀受于父母，是构成胚胎的原始物质。

后天之精来源于水谷，又称"水谷之精"。

三、人体之精的功能

1. 繁衍生命
2. 濡养
3. 化血
4. 化气
5. 化神

第二节　气

一、人体之气的概念

气是不断运动着的具有很强活力的精微物质，是构成人体和维持人体生命活动的最基本物质。

二、人体之气的生成

1. 生成之源
禀受于父母的先天之____＋饮食物中的_____（即
"____"）＋存在于自然界的____。
2. 相关脏腑功能
__为生气之源；__为生气之主；__为生气之根。

三、人体之气的生理功能

1. 推动与调控作用
（1）人体的生长发育及____机能（元气）。
（2）脏腑经络组织器官的生理机能。
（3）_____的生成与运行。
（4）_____活动。
2. 温煦与凉润作用
（1）温煦作用
1）维持机体恒定的____。
2）温煦脏腑、经络、形体、官窍。
3）温煦_____。
（2）凉润作用
1）凉润机体以维持机体恒定的体温。
2）防止机能____。
3）防过度代谢和运行失常。
3. 防御作用
（1）防御_____（卫气）。
（2）与邪相争，____外出。
4. 固摄作用
对_____具有固护、统摄和控制的作用，防止其
无故流失。

二、人体之气的生成

1.生成之源

禀受于父母的先天之精气＋饮食物中的营养物质
（即"谷气"）＋存在于自然界的清气。

2.相关脏腑功能

脾胃为生气之源；肺为生气之主；肾为生气之根。

三、人体之气的生理功能

1.推动与调控作用

（1）人体的生长发育及生殖机能（元气）。

（2）脏腑经络组织器官的生理机能。

（3）精血津液的生成与运行。

（4）精神活动。

2.温煦与凉润作用

（1）温煦作用

1）维持机体恒定的体温。

2）温煦脏腑、经络、形体、官窍。

3）温煦精血津液。

（2）凉润作用

1）凉润机体以维持机体恒定的体温。

2）防止机能过亢。

3）防过度代谢和运行失常。

3.防御作用

（1）防御外邪入侵（卫气）。

（2）与邪相争，驱邪外出。

4.固摄作用

对液态物质具有固护、统摄和控制的作用，防止其
无故流失。

5. 中介作用

感应传导信息，以维系机体的整体联系。

四、气机、气化的概念

1. 气机

指气的____，其形式为"__、__、__、__"。

2. 气化

指气的运动而产生的各种____。

实际上是指由人体之气的运动而引起的精气血津液等物质的新陈代谢及相互转化。

如：水谷化为精微；精化为气；精血同源互化等。

五、气的升降出入及其在人体生理活动中的体现

升降出入促进了机体的新陈代谢，维持了正常的生命活动。

"故非____，则无以生长壮老已；非____，则无以生长化收藏。"（《素问·六微旨大论》）

六、人体之气的分类

1. 元气

元气，又称原气，是人体中最根本、最重要的气，是人体生命活动的____。

组成与分布：肾藏的_____化生，受_____的不断充养，通过____而流行于全身。

生理功能：一是推动人体的_____与____；二是____和____各个脏腑经络组织器官的生理活动。

2. 宗气

是由____与_____相结合而积聚于____的气。

5. 中介作用

感应传导信息，以维系机体的整体联系。

四、气机、气化的概念

1. 气机

指气的运动，其形式为"升、降、出、入"。

2. 气化

指气的运动而产生的各种变化。

实际上是指由人体之气的运动而引起的精气血津液等物质的新陈代谢及相互转化。

如：水谷化为精微；精化为气；精血同源互化等。

五、气的升降出入及其在人体生理活动中的体现

升降出入促进了机体的新陈代谢，维持了正常的生命活动。

"故非出入，则无以生长壮老已；非升降，则无以生长化收藏。"(《素问·六微旨大论》)

六、人体之气的分类

1. 元气

元气，又称原气，是人体中最根本、最重要的气，是人体生命活动的原动力。

组成与分布：肾藏的先天之精化生，受后天精气的不断充养，通过三焦而流行于全身。

生理功能：一是推动人体的生长发育与生殖；二是推动和调控各个脏腑经络组织器官的生理活动。

2. 宗气

是由谷气与自然界清气相结合而积聚于胸中的气。

宗气积聚之处，称为"____"，又名____。

生理功能：走息道以司____；贯心脉以行____；资____。

3.营气与卫气

	营气	卫气
概念	具有____作用； 营气属__	具有____作用； 卫气属__
生成	水谷之____	水谷之____
分布	行于____	行于____
功能	化 生____；____ 全身	防御____；____全身；调控____

第三节　血

一、血的概念

血是循行于脉中而富有营养的红色液态物质，是构成人体和维持人体生命活动的基本物质之一，具有很高的____和____作用。

血在脉管中运行不息，流布于全身，脉管有"____"之称。

二、血的生成

1.血液化生之源

（1）____之精化血。

（2）____化血，精与血之间存在着相互滋生和相互转化的关系。

宗气积聚之处，称为"气海"，又名膻中。

生理功能：走息道以司呼吸；贯心脉以行气血；资先天。

3.营气与卫气

	营气	卫气
概念	具有营养作用； 营气属阴	具有保卫作用； 卫气属阳
生成	水谷之精气	水谷之悍气
分布	行于脉中	行于脉外
功能	化生血液；营养全身	防御外邪；温养全身； 调控腠理

第三节 血

一、血的概念

血是循行于脉中而富有营养的红色液态物质，是构成人体和维持人体生命活动的基本物质之一，具有很高的营养和滋润作用。

血在脉管中运行不息，流布于全身，脉管有"血府"之称。

二、血的生成

1.血液化生之源

（1）水谷之精化血。

（2）肾精化血，精与血之间存在着相互滋生和相互转化的关系。

2. 与血生成相关的脏腑

（1）脾胃

水谷精微是血液生成的物质基础。

（2）心肺

营气和津液由__上输____，与__吸入的清气结合，贯注__脉，在____的作用下____而为血。

（3）肾

肾藏__，精生__，____化生为血；肾精化生____，促进_____，有助于血液化生。

三、血的功能

1.____

生理：面色的红润、肌肉的丰满与健壮、皮肤和毛发的润泽有华、感觉和运动的灵活自如等方面。

病理：头晕目花，面色不华或萎黄、毛发干枯，肌肤干燥、肢体麻木。

2.____

生理：血气充盛，血脉调和流利，则精神充沛，神志清晰，感觉灵敏，活动自如。

病理：健忘、多梦失眠、神衰、烦躁，甚则神志恍惚、惊悸不安、谵狂、昏迷等神志失常。

四、血的运行

1. 影响血液运行的因素

（1）__的推动与宁静作用、温煦与凉润作用

（2）气的____作用

（3）____通畅无阻

（4）____的清浊及黏稠状态

（5）血液的____

2. 与血生成相关的脏腑

（1）脾胃

水谷精微是血液生成的物质基础。

（2）心肺

营气和津液由脾上输心肺，与肺吸入的清气结合，贯注心脉，在心气的作用下化赤而为血。

（3）肾

肾藏精，精生髓，精髓化生为血；肾精化生元气，促进脾胃运化，有助于血液化生。

三、血的功能

1. 濡养

生理：面色的红润、肌肉的丰满与健壮、皮肤和毛发的润泽有华、感觉和运动的灵活自如等方面。

病理：头晕目花，面色不华或萎黄、毛发干枯，肌肤干燥、肢体麻木。

2. 化神

生理：血气充盛，血脉调和流利，则精神充沛，神志清晰，感觉灵敏，活动自如。

病理：健忘、多梦失眠、神衰、烦躁，甚则神志恍惚、惊悸不安、谵狂、昏迷等神志失常。

四、血的运行

1. 影响血液运行的因素

（1）气的推动与宁静作用、温煦与凉润作用

（2）气的固摄作用

（3）脉道通畅无阻

（4）血液的清浊及黏稠状态

（5）血液的寒热

（6）_____的影响
2. 相关脏腑功能
（1）心主____
（2）肝主____
（3）肝____
（4）脾主____
（5）肺朝____

第四节　津　液

一、津液的概念

津液是机体一切_____的总称。

性质较清稀，流动性较大，散布于体表皮肤、肌肉和孔窍，并能渗注于血脉起滋润作用的，称为__。

性质较稠厚，流动性较小，灌注于骨节、脏腑、脑、髓等组织，起濡养作用的称为__。

二、津液的生成、输布和排泄

"饮入于__，游溢精气，上输于脾；__气散精，上归于__；通调入道，下输____。____四布，____并行。"（《素问·经脉别论》）

1. 津液的生成

__、小肠、____所吸收的水谷精微及水液，均上输于__，通过____的转输作用布散到全身。

2. 津液的输布

津液的输布依赖于：

（1）__气的蒸化和调控。

（2）__气的运化。

（6）病邪的影响

2. 相关脏腑功能

（1）心主血脉

（2）肝主疏泄

（3）肝藏血

（4）脾主统血

（5）肺朝百脉

第四节　津　液

一、津液的概念

津液是机体一切正常水液的总称。

性质较清稀，流动性较大，散布于体表皮肤、肌肉和孔窍，并能渗注于血脉起滋润作用的，称为津。

性质较稠厚，流动性较小，灌注于骨节、脏腑、脑、髓等组织，起濡养作用的称为液。

二、津液的生成、输布和排泄

"饮入于胃，游溢精气，上输于脾；脾气散精，上归于肺；通调水道，下输膀胱。水精四布，五经并行。"（《素问·经脉别论》）

1. 津液的生成

胃、小肠、大肠所吸收的水谷精微及水液，均上输于脾，通过脾气的转输作用布散到全身。

2. 津液的输布

津液的输布依赖于：

（1）肾气的蒸化和调控。

（2）脾气的运化。

（3）__气的宣降。
（4）__气的疏泄。
（5）____的通利。

3. 津液的排泄

津液的生成、输布和排泄过程，以__、__、__三脏的综合调节为首要。

"盖水为至阴，故其本在__；水化于气，故其标在__；水惟畏土，故其制在__。"（《景岳全书·肿胀》）

三、津液的功能

1. 滋润濡养
2. 充养血脉（____同源）

第五节　精气血津液之间的关系

一、精和气的关系

气能__精、__精；精能__气。

二、精和血的关系

精血同源：精和血都靠_____所化生。

三、气和血的关系

1. 气为血之帅
（1）气能____
治疗血虚，配用补气药，补气以生血。
（2）气能____
治疗血运失常的疾病，常配用补气、行气、降气的药物，是对气能行血理论的应用。

（3）肺气的宣降。

（4）肝气的疏泄。

（5）三焦的通利。

3. 津液的排泄

津液的生成、输布和排泄过程，以脾、肺、肾三脏的综合调节为首要。

"盖水为至阴，故其本在肾；水化于气，故其标在肺；水惟畏土，故其制在脾。"（《景岳全书·肿胀》）

三、津液的功能

1. 滋润濡养

2. 充养血脉（津血同源）

第五节　精气血津液之间的关系

一、精和气的关系

气能生精、摄精；精能化气。

二、精和血的关系

精血同源：精和血都靠饮食水谷所化生。

三、气和血的关系

1. 气为血之帅

（1）气能生血

治疗血虚，配用补气药，补气以生血。

（2）气能行血

治疗血运失常的疾病，常配用补气、行气、降气的药物，是对气能行血理论的应用。

（3）气能____

治疗气虚所致出血，采用补气的药物，起到补气摄血止血的作用。

2. 血为气之母

（1）血能____

临床：患者大出血后出现_____病证，采用补气固脱方法，如独参汤；"有形之血_____，无形之气____"。

（2）血能____

临床：补血生气——八珍汤（气血双补）。

四、气和津液的关系

1. 气对津的作用

（1）气能____

（2）气能____

（3）气能____

2. 津对气的作用

津能____。

一旦津液大量流失，气也会脱失，称气随____，治疗采用补气固脱。

五、血和津液的关系

津血同源。

1.《伤寒论》："__家不可发汗""____家不可发汗"。

2.《灵枢·营卫生会》："____者无汗，____者无血。"

（3）气能摄血

治疗气虚所致出血，采用补气的药物，起到补气摄血止血的作用。

2. 血为气之母

（1）血能载气

临床：患者大出血后出现气随血脱病证，采用补气固脱方法，如独参汤；"有形之血不能速生，无形之气所当急固"。

（2）血能养气

临床：补血生气——八珍汤（气血双补）。

四、气和津液的关系

1. 气对津的作用

（1）气能生津

（2）气能行津

（3）气能摄津

2. 津对气的作用

津能载气。

一旦津液大量流失，气也会脱失，称气随津脱，治疗采用补气固脱。

五、血和津液的关系

津血同源。

1.《伤寒论》："衄家不可发汗""亡血家不可发汗"。

2.《灵枢·营卫生会》："夺血者无汗，夺汗者无血。"

第四章 经 络

第一节 经络学说概述

一、经络的概念

经络，是经脉和络脉的总称，是运行全身气血，联络脏腑形体官窍，沟通上下内外，感应传导信息的通路系统，是人体结构的重要组成部分。

二、经络系统的组成

人体的经络系统由经脉（十二____、十二____和____，是经络系统的主干），络脉（是经脉的小分支，即十五____、浮络、____）及其连属组织（____、____）组成。

____在人体具有"溢奇邪""通荣卫"作用。（《素问·气穴论》）

第二节 十二经脉

一、十二经脉的名称

部位	阴经 （属__）	阳经 （属__）	循行部位 （阴__阳__）
	太阴肺经		____
手	_____	少阳三焦经	上肢 ____
	少阴心经	_____	

第四章　经　络

第一节　经络学说概述

一、经络的概念

经络，是经脉和络脉的总称，是运行全身气血，联络脏腑形体官窍，沟通上下内外，感应传导信息的通路系统，是人体结构的重要组成部分。

二、经络系统的组成

人体的经络系统由经脉（十二正经、十二经别和奇经八脉，是经络系统的主干），络脉（是经脉的小分支，即十五别络、浮络、孙络）及其连属组织（经筋、皮部）组成。

孙脉在人体具有"溢奇邪""通荣卫"作用。（《素问·气穴论》）

第二节　十二经脉

一、十二经脉的名称

部位	阴经（属脏）	阳经（属腑）	循行部位（阴内阳外）	
手	太阴肺经	阳明大肠经	上肢	前缘
	厥阴心包经	少阳三焦经		中线
	少阴心经	太阳小肠经		后缘

续表

部位	阴经 （属__）	阳经 （属__）	循行部位 （阴__阳__）	
足	_____ *	阳明胃经	下肢	____
	厥阴肝经 *	_____		____
	_____	太阳膀胱经		____

* 在小腿下半部和足背部，____在前缘，____在中线。
在内踝尖上八寸处交叉后，____在前缘，____在中线。

二、十二经脉的循环走向交接规律

1. 十二经脉走向规律
手之三阴_____，手之三阳_____，
足之三阳_____，足之三阴足_____。
2. 十二经脉交接规律
（1）相为表里的阴经与阳经在_____衔接。
（2）同名的手足阳经在_____相接（头为诸阳之会）。
（3）异名的手足阴经在_____交接。

三、十二经脉的分布规律

1. 头面部的分布
____在前，____在侧，____在后。
2. 四肢部的分布
（1）阴经
"内侧前中后，_____"。
但足三阴经在_____以下的分布，前中后部
位依次是____、____、____。
（2）阳经
"外侧前中后，_____"。

续表

部位	阴经（属脏）	阳经（属腑）	循行部位（阴内阳外）	
足	太阴脾经*	阳明胃经	下肢	前缘
	厥阴肝经*	少阳胆经		中线
	少阴肾经	太阳膀胱经		后缘

* 在小腿下半部和足背部，肝经在前缘，脾经在中线。在内踝尖上八寸处交叉后，脾经在前缘，肝经在中线。

二、十二经脉的循环走向交接规律

1. 十二经脉走向规律
手之三阴胸内手，手之三阳手外头，
足之三阳头外足，足之三阴足内腹胸。
2. 十二经脉交接规律
（1）相为表里的阴经与阳经在四肢末端衔接。
（2）同名的手足阳经在头面部相接（头为诸阳之会）。
（3）异名的手足阴经在胸腹内脏交接。

三、十二经脉的分布规律

1. 头面部的分布
阳明在前，少阳在侧，太阳在后。
2. 四肢部的分布
（1）阴经
"内侧中前后，太阴厥少阴"。
但足三阴经在内踝尖上八寸以下的分布，前中后部位依次是厥阴、太阴、少阴。
（2）阳经
"外侧前中后，阳明少太阳"。

3. 躯干部的分布

（1）_____腹面，_____背面，_____侧面，_____经腹面。

（2）循行于腹面的经脉，自内向外依次是：_____经、_____经、_____经、_____经、_____经。

四、十二经脉的属络表里关系

	表	里
手经	手阳明大肠经	_____
	_____	手厥阴心包经
	手太阳小肠经	_____
足经	_____	足太阴脾经
	足少阳胆经	_____
		足少阴肾经

五、十二经脉的流注次序

手太阴肺经 –_____→手阳明大肠经 –_____→足阳明胃经 –_____→足太阴脾经 –____→手少阴心经 –_____→手太阳小肠经 –_____→足太阴膀胱经 –_____→足少阴肾经 –____→手厥阴心包经 –_____→手少阳三焦经 –_____→足少阳胆经 –_____→足厥阴肝经 –____→手太阴肺经

歌诀：肺大胃脾心小肠，膀肾包焦胆肝裹。

六、十二经脉的循行部位

1. 手足六阳经与督脉会于_____。

3. 躯干部的分布

（1）阳明经腹面，太阳经背面，少阳经侧面，足三阴经腹面。

（2）循行于腹面的经脉，自内向外依次是：足少阴肾经、足阳明胃经、足太阴脾经、足厥阴肝经。

四、十二经脉的属络表里关系

	表	里
手经	手阳明大肠经	手太阴肺经
	手少阳三焦经	手厥阴心包经
	手太阳小肠经	手少阴心经
足经	足阳明胃经	足太阴脾经
	足少阳胆经	足厥阴肝经
	足太阳膀胱经	足少阴肾经

五、十二经脉的流注次序

手太阴肺经 – 食指端→手阳明大肠经 – 鼻翼旁→足阳明胃经 – 足大趾端→足太阴脾经 – 心中→手少阴心经 – 小指短→手太阳小肠经 – 目内眦→足太阳膀胱经 – 足小趾端→足少阴肾经 – 胸中→手厥阴心包经 – 无名指端→手少阳三焦经 – 目外眦→足少阳胆经 – 足大趾→足厥阴肝经 – 肺中→手太阴肺经

歌诀：肺大胃脾心小肠，膀肾包焦胆肝裹。

六、十二经脉的循行部位

1. 手足六阳经与督脉会于大椎。

2.除足太阳膀胱经外，所有阳经都经____（锁骨上窝）进入_____。

3.交会于颠顶的经脉有____、____、____、____。

4.与目系相连的有_____经、_____经。

5.交会于目____的经脉有手、足太阳经，足阳明经，阴跷、阳跷脉。

6.交会于目____的经脉有手、足少阳经，手太阳经，阳跷脉。

7.进入____的经脉有手、足少阳经，手太阳经。

8.环绕____的经脉有手、足阳明经，足厥阴肝经，任脉，冲脉。

9.连舌的经脉有_____经、_____经。

10.进入齿中经脉有手_____经、足_____经。

第三节 奇经八脉

一、奇经八脉的含义

__脉、__脉、__脉、__脉、____脉、____脉、____脉、____脉的总称。

奇经八脉的作用：

1.密切十二经脉之间的____。

2.调节十二经脉的____。

3.与肝、肾等脏及女子胞、脑、髓等_____关系较为密切，增强它们相互之间的生理、病理联系。

二、奇经八脉的循行部位和生理功能

1.督脉

总督一身之____，有"____之海"之称。

2. 除足太阳膀胱经外，所有阳经都经缺盆（锁骨上窝）进入胸腹腔。

3. 交会于颠顶的经脉有督脉、足太阳膀胱经、足厥阴肝经。

4. 与目系相连的有足厥阴肝经、手少阴心经。

5. 交会于目内眦的经脉有手、足太阳经，足阳明经，阴跷、阳跷脉。

6. 交会于目外眦的经脉有手、足少阳经，手太阳经，阳跷脉。

7. 进入耳中的经脉有手、足少阳经，手太阳经。

8. 环绕口唇的经脉有手、足阳明经，足厥阴肝经，任脉，冲脉。

9. 连舌的经脉有足太阴脾经、足少阴肾经。

10. 进入齿中经脉有手阳明大肠经、足阳明胃经。

第三节　奇经八脉

一、奇经八脉的含义

督脉、任脉、冲脉、带脉、阴跷脉、阳跷脉、阴维脉、阳维脉的总称。

奇经八脉的作用：

1. 密切十二经脉之间的联系。

2. 调节十二经脉的气血。

3. 与肝、肾等脏及女子胞、脑、髓等奇恒之腑关系较为密切，增强它们相互之间的生理、病理联系。

二、奇经八脉的循行部位和生理功能

1. 督脉

总督一身之阳经，有"阳脉之海"之称。

督脉与__、____和肾关系密切。

2.任脉

总任一身之____，有"____之海"之称。

任脉起于胞中，与女子妊娠有关，称"任主____"。

3.冲脉

调节____气血，有"____之海"之称。

冲脉又为"____"，与妇女的____密切相关。

4.带脉

约束____诸经，主司妇女____。

5.阴跷脉和阳跷脉

主司____运动，主司____的开合。

此外，古人有阴阳跷脉"分主一身____之阴阳"之说。

6.阴维脉和阳维脉

阴维脉"____诸阴"，阳维脉"____诸阳"。

第四节 经别、别络、经筋、皮部

一、经别的概念及生理功能

1.循行分布特点

__：多为肘膝以上部位别出。

__：走入体腔脏腑深部，呈向心性循行。

__：浅出颈项而上头面。

__：阴经的经别合入相为表里的阳经的经别而分别注入六阳经脉。

2.生理功能

（1）加强十二经脉表里两经在____的联系。

（2）加强体表与体内、四肢与躯干的____联系。

督脉与脑、脊髓和肾关系密切。

2. 任脉

总任一身之阴脉，有"阴脉之海"之称。

任脉起于胞中，与女子妊娠有关，称"任主胞胎"。

3. 冲脉

调节十二经气血，有"十二经脉之海"之称。

冲脉又为"血海"，与妇女的月经密切相关。

4. 带脉

约束纵行诸经，主司妇女带下。

5. 阴跷脉和阳跷脉

主司下肢运动，主司眼睑的开合。

此外，古人有阴阳跷脉"分主一身左右之阴阳"之说。

6. 阴维脉和阳维脉

阴维脉"维络诸阴"，阳维脉"维络诸阳"。

第四节 经别、别络、经筋、皮部

一、经别的概念及生理功能

1. 循行分布特点

离：多为肘膝以上部位别出。

入：走入体腔脏腑深部，呈向心性循行。

出：浅出颈项而上头面。

合：阴经的经别合入相为表里的阳经的经别而分别注入六阳经脉。

2. 生理功能

（1）加强十二经脉表里两经在体内的联系。

（2）加强体表与体内、四肢与躯干的向心性联系。

（3）加强十二经脉和_____的联系。

（4）扩大十二经脉的主治范围。

（5）加强足三阴、足三阳经脉与____的联系。

二、别络的概念及生理功能

由十二经脉和任督二脉的____及_____组成。

生理功能：

1. 加强十二经脉表里两经在____的联系。

2. 加强人体__、__、____统一联系，统帅全身络脉。

3. 渗灌气血以濡养全身。

三、经筋的概念及生理功能

经筋是十二经的经气濡养筋肉骨节的体系，是附属于十二经脉的____系统。

生理功能：____骨骼、主司关节运动。

四、皮部的概念及生理功能

皮部是十二经脉及其所属络脉在____的分区。

生理功能：

1. 抗御外邪，保卫机体。

2. 反映内在脏腑之病变。

3. 扩展治疗方法，增加治疗效应。

第五节　经络的生理功能和应用

一、经络的生理功能

1. 沟通联系作用

（1）脏腑与____的联系。

（3）加强十二经脉和头面部的联系。

（4）扩大十二经脉的主治范围。

（5）加强足三阴、足三阳经脉与心脏的联系。

二、别络的概念及生理功能

由十二经脉和任督二脉的别络及脾之大络组成。

生理功能：

1.加强十二经脉表里两经在肢体的联系。

2.加强人体前、后、侧面统一联系，统帅全身络脉。

3.渗灌气血以濡养全身。

三、经筋的概念及生理功能

经筋是十二经的经气濡养筋肉骨节的体系，是附属于十二经脉的筋膜系统。

生理功能：约束骨骼、主司关节运动。

四、皮部的概念及生理功能

皮部是十二经脉及其所属络脉在体表的分区。

生理功能：

1.抗御外邪，保卫机体。

2.反映内在脏腑之病变。

3.扩展治疗方法，增加治疗效应。

第五节 经络的生理功能和应用

一、经络的生理功能

1.沟通联系作用

（1）脏腑与体表的联系。

（2）脏腑与____之间的联系。

（3）____之间的联系。

（4）____之间的联系。

2. 运输渗灌作用

运行气血的主要____。

3. 感应传导作用

指经络系统对于针刺作用于腧穴或其他刺激时产生的感觉等各种信息的传递和通导作用。

4. 调节平衡作用

使人体复杂的生理功能相互协调，维持阴阳动态平衡状态。

二、经络学说的应用

1. 阐释病理变化

（1）____由表入里的途径。

（2）体内病变____于外的途径。

（3）脏腑病变相互____的途径。

2. 指导疾病的诊断

（1）____诊断。

（2）分__诊断。

3. 指导疾病的治疗

（1）指导针灸推拿治疗。

（2）指导药物治疗。

（2）脏腑与官窍之间的联系。

（3）脏腑之间的联系。

（4）经脉之间的联系。

2. 运输渗灌作用

运行气血的主要通道。

3. 感应传导作用

指经络系统对于针刺作用于腧穴或其他刺激时产生的感觉等各种信息的传递和通导作用。

4. 调节平衡作用

使人体复杂的生理功能相互协调，维持阴阳动态平衡状态。

二、经络学说的应用

1. 阐释病理变化

（1）外邪由表入里的途径。

（2）体内病变反映于外的途径。

（3）脏腑病变相互传变的途径。

2. 指导疾病的诊断

（1）循经诊断。

（2）分经诊断。

3. 指导疾病的治疗

（1）指导针灸推拿治疗。

（2）指导药物治疗。

第五章 体 质

一、体质的概念

体质指人体生命过程中，在_____（父母遗传）和_____的基础上所形成的形态结构、生理功能和心理状态方面综合的、相对稳定的_____。

二、体质学说的应用

1. 说明个体对某些病因的易感性
2. 阐释发病原理
3. 解释病理变化
体质因素决定病机的____、疾病的____。
4. 指导辨证
体质是辨证的____，体质决定疾病的证的类型。
5. 指导治疗
6. 指导养生

第五章 体 质

一、体质的概念

体质指人体生命过程中，在先天禀赋（父母遗传）和后天获得的基础上所形成的形态结构、生理功能和心理状态方面综合的、相对稳定的固有特质。

二、体质学说的应用

1. 说明个体对某些病因的易感性
2. 阐释发病原理
3. 解释病理变化
体质因素决定病机的从化、疾病的传变。
4. 指导辨证
体质是辨证的基础，体质决定疾病的证的类型。
5. 指导治疗
6. 指导养生

第六章　病　因

第一节　六　淫

一、六淫的概念及致病的共同特点

1.六淫的基本概念

六气指__、__、__、__、__、_____六种____的气候变化，是万物生长化收藏和人类赖以生存的必要条件。

六淫即__、__、__、__、__、_____六种外感____的统称，又称六邪。

六气变为六淫的条件：

____太过或不及；非其时有____以及气候变化过于____；机体____不足，抗病力下降。

2.六淫致病的共同特点

（1）外感性

多从____、____而入，或两者同时受邪。六淫所致疾病为____病。

（2）季节性

春季多__病，夏季多__病，长夏多__病，秋季多__病，冬季多__病。

（3）地域性

____多燥病，____多寒病，____多湿热为病；久居潮湿环境多__病。

（4）相兼性

"_____三气杂至，合而为痹"。

第六章 病 因

第一节 六 淫

一、六淫的概念及致病的共同特点

1. 六淫的基本概念

六气是指风、寒、暑、湿、燥、火（热）六种正常的气候变化，是万物生长化收藏和人类赖以生存的必要条件。

六淫即风、寒、暑、湿、燥、火（热）六种外感病邪的统称，又称六邪。

六气变为六淫的条件：

六气太过或不及；非其时有其气以及气候变化过于急骤；机体正气不足，抗病力下降。

2. 六淫致病的共同特点

（1）外感性

多从肌表、口鼻而入，或两者同时受邪。六淫所致疾病为外感病。

（2）季节性

春季多风病，夏季多暑病，长夏多湿病，秋季多燥病，冬季多寒病。

（3）地域性

西北多燥病，东北多寒病，江南多湿热为病；久居潮湿环境多湿病。

（4）相兼性

"风寒湿三气杂至，合而为痹"。

二、六淫各自的性质和致病特征

1. 风邪的性质和致病特点

（1）风为____，轻扬____，易袭____

1）其性开泄，有汗出、恶风等症。

2）易袭阳位，为头痛。

（2）风性____而____

1）善行，痹证具有关节的游走性疼痛，痛无定处。

2）数变，一是变幻无常，如风疹皮肤瘙痒，此起彼伏；二是发病快，传变也快。

（3）风性主____

临床上表现为眩晕、震颤、抽搐、强直等症状。

（4）风为百病之__

1）指风邪常_____

2）指风邪伤人致病____。

2. 寒邪的性质和致病特点

（1）寒为__邪，易伤____

如外寒侵袭肌表，卫阳被遏，则出现恶寒；寒邪直中脾胃，脾阳受损，见脘腹冷痛，吐泻物清冷，味小。

（2）寒性____

若阴寒偏盛，阳气受损，则经脉气血为寒邪凝结阻滞，不通则痛，出现疼痛症状。

（3）寒性____

"收引"即收缩牵引之意，寒邪侵袭人体，可使气机收敛，腠理、经络和筋脉因之收缩挛急。

3. 暑邪的性质和致病特点

（1）暑为____，其性____

暑邪伤人可以导致人体阳气亢盛，出现壮热、面赤、脉象洪大等阳热症状。

二、六淫各自的性质和致病特征

1.风邪的性质和致病特点

（1）风为阳邪，轻扬开泄，易袭阳位

1）其性开泄，有汗出、恶风等症。

2）易袭阳位，为头痛。

（2）风性善行而数变

1）善行，痹证具有关节的游走性疼痛，痛无定处。

2）数变，一是变幻无常，如风疹皮肤瘙痒，此起彼伏；二是发病快，传变也快。

（3）风性主动

临床上表现为眩晕、震颤、抽搐、强直等症状。

（4）风为百病之长

1）指风邪常兼他邪。

2）指风邪伤人致病最多。

2.寒邪的性质和致病特点

（1）寒为阴邪，易伤阳气

如外寒侵袭肌表，卫阳被遏，则出现恶寒；寒邪直中脾胃，脾阳受损，见脘腹冷痛，吐泻物清冷，味小。

（2）寒性凝滞

若阴寒偏盛，阳气受损，则经脉气血为寒邪凝结阻滞，不通则痛，出现疼痛症状。

（3）寒性收引

"收引"即收缩牵引之意，寒邪侵袭人体，可使气机收敛，腠理、经络和筋脉因之收缩挛急。

3.暑邪的性质和致病特点

（1）暑为阳邪，其性炎热

暑邪伤人可以导致人体阳气亢盛，出现壮热、面赤、脉象洪大等阳热症状。

（2）暑性____，易扰____，易_____

1）暑性升散，腠理开泄而多汗，汗多伤津，出现口渴喜冷饮、唇干舌燥、小便短赤。

2）若汗出过多，则气随津脱，或气短乏力、懒言，或机能衰退甚至衰竭。

3）暑邪扰动心神，出现心烦闷乱等症。

（3）暑多____

临床除发热烦渴外，伴有四肢困重、纳差、胸闷呕恶、大便溏滞不爽、舌苔厚腻等湿阻症状。

治暑必兼治__。

4. 湿邪的性质和致病特点

（1）湿为____，易伤____

"湿盛则____"，主要伤及____，发为腹泻不爽、尿少、水肿等症。

（2）湿性____

1）"重"常见头重如裹，周身酸懒沉重，如负重物等症。

2）"浊"可出现各种分泌物、排泄物秽浊的症状。

（3）湿性____，易____

1）症状黏滞，如大便的黏滞不爽、小便的滞涩不畅。

2）湿邪为病，病程长，缠绵难愈，反复发作。

（4）湿性____，易袭____

常起于下部，或者以下部症状为重，如水肿病多以下肢水肿多见。

5. 燥邪的性质和致病特点

（1）燥性____，易伤____

可见口鼻干燥、口干咽干口渴、舌干少津、皮肤干燥皲裂、毛发不荣、大便干结、小便短少。

（2）暑性升散，易扰心神，易伤津耗气

1）暑性升散，腠理开泄而多汗，汗多伤津，出现口渴喜冷饮、唇干舌燥、小便短赤。

2）若汗出过多，则气随津脱，或气短乏力、懒言，或机能衰退甚至衰竭。

3）暑邪扰动心神，出现心烦闷乱等症。

（3）暑多夹湿

临床除发热烦渴外，伴有四肢困重、纳差、胸闷呕恶、大便溏滞不爽、舌苔厚腻等湿阻症状。

治暑必兼治湿。

4.湿邪的性质和致病特点

（1）湿为阴邪，易伤阳气

"湿盛则阳微"，主要伤及脾阳，发为腹泻不爽、尿少、水肿等症。

（2）湿性重浊

1）"重"常见头重如裹，周身酸懒沉重，如负重物等症。

2）"浊"可出现各种分泌物、排泄物秽浊的症状。

（3）湿性黏滞，易阻遏气机

1）症状黏滞，如大便的黏滞不爽、小便的滞涩不畅。

2）湿邪为病，病程长，缠绵难愈，反复发作。

（4）湿性趋下，易袭阴位

常起于下部，或者以下部症状为重，如水肿病多以下肢水肿多见。

5.燥邪的性质和致病特点

（1）燥性干涩，易伤津液

可见口鼻干燥、口干咽干口渴、舌干少津、皮肤干燥皲裂、毛发不荣、大便干结、小便短少。

（2）燥易伤_____

1）可见干咳少痰，痰液胶黏难咯或痰中带血。

2）肺与大肠相表里，肺燥不润则大肠传导失常，大便干燥不通。

6. 火热之邪的性质和致病特点

（1）火热为____，其性燔灼____

1）"阳盛则热"，临床多见高热、恶热、烦渴、汗出、脉象洪数等热症。

2）火性炎上，故病变多发于头面、上焦等人体的上部。

（2）火热易扰____

火热邪气上攻可扰乱神明，可见烦躁失眠、狂躁妄动、神昏谵语。

（3）火热易_____

除热象外，伴有口渴喜饮、咽干舌燥、小便短赤、大便秘结等津伤液耗之症。

（4）火热易_____

1）"热极生风"，表现为高热、神昏谵语、四肢抽搐、目睛上视、颈项强直、角弓反张。

2）热邪迫血妄行，如吐血、衄血、便血、尿血、皮肤发斑或者妇女月经过多或崩漏等。

（5）火邪易致____

临床见疮疡红肿高突灼热。

第二节 疠 气

一、疠气的概念

疠气是一类具有强烈_____和_____的外感病邪。

（2）燥易伤肺

1）可见干咳少痰，痰液胶黏难咯或痰中带血。

2）肺与大肠相表里，肺燥不润则大肠传导失常，大便干燥不通。

6.火热之邪的性质和致病特点

（1）火热为阳邪，其性燔灼趋上

1）"阳盛则热"，临床多见高热、恶热、烦渴、汗出、脉象洪数等热症。

2）火性炎上，故病变多发于头面、上焦等人体的上部。

（2）火热易扰心神

火热邪气上攻可扰乱神明，可见烦躁失眠、狂躁妄动、神昏谵语。

（3）火热易伤津耗气

除热象外，伴有口渴喜饮、咽干舌燥、小便短赤、大便秘结等津伤液耗之症。

（4）火热易生风动血

1）"热极生风"，表现为高热、神昏谵语、四肢抽搐、目睛上视、颈项强直、角弓反张。

2）热邪迫血妄行，如吐血、衄血、便血、尿血、皮肤发斑或者妇女月经过多或崩漏等。

（5）火邪易致疮痈

临床见疮疡红肿高突灼热。

第二节 疠 气

一、疠气的概念

疠气是一类具有强烈致病性和传染性的外感病邪。

别名：疫毒、疫气、异气、戾气、乖戾之气等。
传播途径：空气、口鼻、饮食、蚊虫叮咬、虫兽咬伤、皮肤接触等途径。

二、疠气的致病特点

1. 发病____，病情____
2. ____强，易于____
3. ____一病，症状相似

第三节　七情内伤

一、七情的概念

__、__、__、__、__、__、__七种情志变化，是人体对客观事物的不同反映。

二、七情内伤的致病特点

1. 直接伤及五脏
（1）"怒伤__""喜伤__""思伤__""忧伤__""恐伤__"。
（2）首先影响____。
（3）数情交织，多伤____、____、____三脏。
（4）易损伤____之脏腑。
2. 影响脏腑气机
怒则气____、喜则气____、悲则气____、恐则气____、惊则气____、思则气____。
3. 多发为情志病
因情志而发、诱发或以情志异常为表现。

别名：疫毒、疫气、异气、戾气、乖戾之气等。
传播途径：空气、口鼻、饮食、蚊虫叮咬、虫兽咬伤、皮肤接触等途径。

二、疠气的致病特点

1. 发病急骤，病情重笃。
2. 传染性强，易于流行。
3. 一气一病，症状相似。

第三节　七情内伤

一、七情的概念

喜、怒、忧、思、悲、恐、惊七种情志变化，是人体对客观事物的不同反映。

二、七情内伤的致病特点

1. 直接伤及五脏
（1）"怒伤肝""喜伤心""思伤脾""忧伤肺""恐伤肾"。
（2）首先影响心神。
（3）数情交织，多伤心、肝、脾三脏。
（4）易损伤潜病之脏腑。
2. 影响脏腑气机
怒则气上、喜则气缓、悲则气消、恐则气下、惊则气乱、思则气结。
3. 多发为情志病
因情志而发、诱发或以情志异常为表现。

4.影响病情变化

第四节 饮食失宜

饮食失宜		致病特点及病理表现
饮食不节	过饥	气血____无源，脏腑功能衰弱，因____不足，抗病不力，继发他病
	过饱	损伤____之气，导致脘腹胀痛拒按、厌食、嗳腐吞酸、泻下臭秽等症
饮食不洁		胃肠疾病可见吐泻、腹痛或下痢脓血等症。若染寄生虫病，可致腹痛、嗜食异物、面黄肌瘦、肛门瘙痒等症
饮食偏嗜	寒热	多食____，损伤脾胃阳气，发生腹痛、泄泻等症。 多食____，损伤脾胃阴液，肠胃积热，发生口渴、口臭、嘈杂易饥、便秘
饮食偏嗜	五味	多食__，则脉凝泣而变色； 多食__，则皮槁而毛拔； 多食__，则脉急而爪枯； 多食__，则肉胝皱而唇揭； 多食__，则骨痛而发落
	食类	专食某物，或厌食某物，或缺食某物，久之可成为导致某些疾病的原因

4.影响病情变化

第四节　饮食失宜

饮食失宜		致病特点及病理表现
饮食不节	过饥	气血化生无源，脏腑功能衰弱，因正气不足，抗病不力，继发他病
	过饱	损伤脾胃之气，导致脘腹胀痛拒按、厌食、嗳腐吞酸、泻下臭秽等症
饮食不洁		胃肠疾病可见吐泻、腹痛或下痢脓血等症。若染寄生虫病，可致腹痛、嗜食异物、面黄肌瘦、肛门瘙痒等症
饮食偏嗜	寒热	多食寒凉，损伤脾胃阳气，发生腹痛、泄泻等症。 多食温热，损伤脾胃阴液，肠胃积热，发生口渴、口臭、嘈杂易饥、便秘
饮食偏嗜	五味	多食咸，则脉凝泣而变色； 多食苦，则皮槁而毛拔； 多食辛，则脉急而爪枯； 多食酸，则肉胝皱而唇揭； 多食甘，则骨痛而发落
	食类	专食某物，或厌食某物，或缺食某物，久之可成为导致某些疾病的原因

第五节　劳逸失度

一、过劳

过劳可以分为：

1. 劳力过度

（1）过劳而____，如少气懒言，体倦神疲，喘息汗出等。

（2）过劳而致形体损伤，即劳伤筋骨，"久立伤__，久行伤__"。

2. 劳神过度

长期用脑过度，思虑劳神而积劳成疾。易耗伤____，损伤____，如心悸、失眠、健忘、纳少、腹胀等。

3. 房劳过度

房劳过度，耗伤_____，损及____，如腰膝酸软、精神萎靡等。

二、过逸

1. 安逸少动，气机不畅，常见食少、腹胀、肢困。

2. 阳气不振，____虚弱，常见动则心悸、气喘汗出。

3. 长期用脑过少，神气衰弱，常见健忘，反应迟钝。

第五节　劳逸失度

一、过劳

过劳可以分为：

1. 劳力过度

（1）过劳而耗气，如少气懒言，体倦神疲，喘息汗出等。

（2）过劳而致形体损伤，即劳伤筋骨，"久立伤骨，久行伤筋"。

2. 劳神过度

长期用脑过度，思虑劳神而积劳成疾。易耗伤心血，损伤脾气，如心悸、失眠、健忘、纳少、腹胀等。

3. 房劳过度

房劳过度，耗伤肾精肾气，损及心神，如腰膝酸软、精神萎靡等。

二、过逸

1. 安逸少动，气机不畅，常见食少、腹胀、肢困。

2. 阳气不振，正气虚弱，常见动则心悸、气喘汗出。

3. 长期用脑过少，神气衰弱，常见健忘，反应迟钝。

第六节 病理产物

一、痰饮

1. 痰饮的概念和分类

（1）概念

痰和饮都是水液代谢障碍所形成的病理产物，较稠浊的称为__，清稀的称为__。

（2）分类

____之痰：咯吐出的痰液。

____之痰：瘰疬、痰核和停滞在脏腑经络等组织中未被排出的痰液。

饮因部位及症状不同分"__饮""__饮""__饮""__饮"。

2. 痰饮的形成

__、__、__、____功能失调，气化不利，水液代谢障碍，水液停聚而形成痰饮。

3. 痰饮的致病特点

（1）阻滞_____

痰饮可随气流行，或停滞于经脉，或留滞于脏腑，阻滞气机，妨碍血行。

（2）影响_____

（3）易于_____

痰浊为病，随气上逆，尤易蒙蔽清窍，扰乱心神而出现神昏谵妄，或__、__、__等疾病。

（4）致病广泛，_____

有"百病多由__作祟"之说。

第六节 病理产物

一、痰饮

1. 痰饮的概念和分类

（1）概念

痰和饮都是水液代谢障碍所形成的病理产物，较稠浊的称为痰，清稀的称为饮。

（2）分类

有形之痰：咯吐出的痰液。

无形之痰：瘰疬、痰核和停滞在脏腑经络等组织中未被排出的痰液。

饮因部位及症状不同分"痰饮""悬饮""溢饮""支饮"。

2. 痰饮的形成

肺、脾、肾、三焦功能失调，气化不利，水液代谢障碍，水液停聚而形成痰饮。

3. 痰饮的致病特点

（1）阻滞气血运行

痰饮可随气流行，或停滞于经脉，或留滞于脏腑，阻滞气机，妨碍血行。

（2）影响水液代谢

（3）易于蒙蔽心神

痰浊为病，随气上逆，尤易蒙蔽清窍，扰乱心神而出现神昏谵妄，或癫、狂、痫等疾病。

（4）致病广泛，变幻多端

有"百病多由痰作祟"之说。

二、瘀血

1.瘀血的概念

体内血液停滞，或离经之血积存体内，或血运行不畅，阻滞于经脉及脏腑内的血液均称之为瘀血。

2.瘀血的形成

（1）血出致瘀

由于内____、____或_____等原因造成血离经脉，积存于体内而形成瘀血。

（2）血行不畅致瘀

____、____、____等原因使血行不畅而凝滞。

3.瘀血的致病特点

（1）易于阻滞____，即"血瘀必____"。

（2）影响____运行。

（3）影响____生成。

（4）病位____，病证繁多。

4.瘀血致病的症状特点

（1）疼痛

多表现____，固定不移，____尤甚，拒按。

（2）肿块

体表多表现为局部____，而体内多为__块或__块。

（3）出血

瘀血的出血为____色，夹有____。

（4）色紫暗

皮肤、面色、口唇、指甲颜色_____。

（5）可出现肌肤____，脉__或脉____等

二、瘀血

1.瘀血的概念

体内血液停滞，或离经之血积存体内，或血运行不畅，阻滞于经脉及脏腑内的血液均称之为瘀血。

2.瘀血的形成

（1）血出致瘀

由于内外伤、气虚失摄或血热妄行等原因造成血离经脉，积存于体内而形成瘀血。

（2）血行不畅致瘀

气虚、气滞、血寒、血热等原因使血行不畅而凝滞。

3.瘀血的致病特点

（1）易于阻滞气机，即"血瘀必气滞"。

（2）影响血脉运行。

（3）影响新血生成。

（4）病位固定，病证繁多。

4.瘀血致病的症状特点

（1）疼痛

多表现刺痛，固定不移，夜间尤甚，拒按。

（2）肿块

体表多表现为局部瘀青，而体内多为癥块或积块。

（3）出血

瘀血的出血为紫暗色，夹有血块。

（4）色紫暗

皮肤、面色、口唇、指甲颜色紫暗发绀。

（5）可出现肌肤甲错，脉涩或脉结代等

三、结石

1.结石的概念

指体内某些部位形成并停滞为病的砂石样病理产物或结块。

2.结石的形成

（1）饮食不当

偏食肥甘，湿热郁结____，为胆结石；空腹吃柿子、生枣，为_____；饮用硬水，为____。

（2）情志内伤

情志失调，____气郁，胆汁郁结，煎熬成结石。

（3）药物服用不当

（4）体质差异

3.结石的致病特点

（1）多发于肝、肾、胆、胃、膀胱等脏腑。

（2）病程较__，轻重不一。

（3）阻滞____，损伤____。

三、结石

1.结石的概念

指体内某些部位形成并停滞为病的砂石样病理产物或结块。

2.结石的形成

（1）饮食不当

偏食肥甘，湿热郁结肝胆，为胆结石；空腹吃柿子、生枣，为胃结石；饮用硬水，为肾结石。

（2）情志内伤

情志失调，肝胆气郁，胆汁郁结，煎熬成结石。

（3）药物服用不当

（4）体质差异

3.结石的致病特点

（1）多发于肝、肾、胆、胃、膀胱等脏腑。

（2）病程较长，轻重不一。

（3）阻滞气机，损伤脉络。

第七章　发　病

第一节　发病原理

一、邪正与发病

1. 正气不足是疾病发生的内在因素
____是决定发病的关键因素。
"____存内，____不可干""__之所凑，__必虚"。
（1）正气的基本概念
正气是一身之气相对邪气时的称谓，是指人体内具有抗病、祛邪、调节、修复等作用的一类细微物质。
（2）正气的防御作用
1）抵御外邪。
2）____病邪。
3）____调节。
4）维持脏腑经络功能的协调。
（3）正气在发病中的作用
1）正虚__邪而发病。
2）正虚__"邪"而发病。
3）正气的强弱可决定发病的证候性质。
邪气盛而正气足——__证。
正气衰而邪气不盛——__证。
邪气盛而正不抵邪——__证。
2. 邪气是发病的重要条件
（1）邪气的概念
泛指各种致病因素。包括存在于外界或由人体内产生的种种具有致病作用的因素。

第七章　发病

第一节　发病原理

一、邪正与发病

1.正气不足是疾病发生的内在因素

正气是决定发病的关键因素。

"正气存内，邪不可干""邪之所凑，其气必虚"。

（1）正气的基本概念

正气是一身之气相对邪气时的称谓，是指人体内具有抗病、祛邪、调节、修复等作用的一类细微物质。

（2）正气的防御作用

1）抵御外邪。

2）祛除病邪。

3）修复调节。

4）维持脏腑经络功能的协调。

（3）正气在发病中的作用

1）正虚感邪而发病。

2）正虚生"邪"而发病。

3）正气的强弱可决定发病的证候性质。

邪气盛而正气足——实证。

正气衰而邪气不盛——虚证。

邪气盛而正不抵邪——危证。

2.邪气是发病的重要条件

（1）邪气的概念

泛指各种致病因素。包括存在于外界或由人体内产生的种种具有致病作用的因素。

（2）邪气的侵害作用

1）导致_____失常。

2）造成脏腑组织的____损害。

3）改变____类型。

（3）邪气在发病中的作用

1）邪气是导致发病的原因。

2）影响发病的____、____和特点。

3）影响病情和病位。

4）某些情况下在发病中起主导作用。

3.邪正相搏与发病

（1）决定发病与否

_____则不发病；_____则发病。

（2）决定证的类型

二、内外环境与发病的关系

1.环境与发病

2.体质与发病

（1）决定发病的倾向性。

（2）产生对某种病邪的____性。

（3）决定某些疾病发生的证候类型。

3.精神状态与发病

第二节 发病类型

一、感邪即发

指感邪后立即发病：

1.新感外邪较盛。

2.____剧变。

（2）邪气的侵害作用

1）导致生理机能失常。

2）造成脏腑组织的形质损害。

3）改变体质类型。

（3）邪气在发病中的作用

1）邪气是导致发病的原因。

2）影响发病的形质、类型和特点。

3）影响病情和病位。

4）某些情况下在发病中起主导作用。

3. 邪正相搏与发病

（1）决定发病与否

正胜邪却则不发病；邪胜正负则发病。

（2）决定证的类型

二、内外环境与发病的关系

1. 环境与发病

2. 体质与发病

（1）决定发病的倾向性。

（2）产生对某种病邪的易感性。

（3）决定某些疾病发生的证候类型。

3. 精神状态与发病

第二节　发病类型

一、感邪即发

指感邪后立即发病：

1. 新感外邪较盛。

2. 情志剧变。

3. ＿＿所伤。
4. ＿＿。
5. 感受疠气。

二、徐发

指感邪后缓慢发病。

三、伏而后发

感邪后，并不立即发病，病邪在体内潜伏一段时间，或在诱因作用下，＿＿而发病。

四、继发

在原发疾病的基础上，继而发生＿＿。

五、合病

首见于《＿＿＿》。指外感病初起时＿＿同时受邪而发病。如太阳与少阳合病，太阳与阳明合病等。

六、复发

余邪未尽，正气未复，或慢性宿根未除，均可在＿＿的作用下而引起复发。

1. 复发的基本特点
（1）类似初病，＿＿初病。
（2）复发愈多，＿＿愈差，容易留下＿＿＿。
（3）多有＿＿。

2. 复发的诱因
（1）＿＿＿＿，疾病初愈，邪气未尽，正气未复，或宿根未除，抗病力低下，易外感邪气而复发。

3. 毒物所伤。
4. 外伤。
5. 感受疠气。

二、徐发

指感邪后缓慢发病。

三、伏而后发

感邪后，并不立即发病，病邪在体内潜伏一段时间，或在诱因作用下，过时而发病。

四、继发

在原发疾病的基础上，继而发生新病。

五、合病

首见于《伤寒论》。指外感病初起时两经同时受邪而发病。如太阳与少阳合病，太阳与阳明合病等。

六、复发

余邪未尽，正气未复，或慢性宿根未除，均可在诱因的作用下而引起复发。

1. 复发的基本特点
（1）类似初病，重于初病。
（2）复发愈多，预后愈差，容易留下后遗症。
（3）多有诱因。
2. 复发的诱因
（1）外感致复，疾病初愈，邪气未尽，正气未复，或宿根未除，抗病力低下，易外感邪气而复发。

（2）____，因饮食失宜而致病复发者。

（3）____，因形神过劳，或早犯房事而致疾病复发。

（4）____，因病后滥用补剂，或药物调理失当而致疾病复发者。

（5）_____，因情志因素引起疾病复发者。

（6）某些气候因素、地域因素也可成为复发的诱因。

（2）食复，因饮食失宜而致病复发者。

（3）劳复，因形神过劳，或早犯房事而致疾病复发。

（4）药复，因病后滥用补剂，或药物调理失当而致疾病复发者。

（5）情志致复，因情志因素引起疾病复发者。

（6）某些气候因素、地域因素也可成为复发的诱因。

第八章　病　机

第一节　邪正盛衰

一、邪正盛衰与虚实变化

1. 虚实病机

	形成	表现
实	____盛则实	壮热、狂躁、声高气粗、腹痛拒按、二便不通、脉实有力、舌苔厚腻
虚	____夺则虚	神疲体倦、面色无华、气短、自汗、盗汗，或五心烦热，或畏寒肢冷、脉虚无力

2. 虚实变化

（1）虚实错杂

1）虚中夹实

病理变化以____为主，又兼有实邪的病理状态。如气虚血瘀、气虚痰阻等。

2）实中夹虚

病理变化以____为主，又兼有正气虚损的病理状态。如高热伤津液、伤阴气的"阳胜则阴病"等。

（2）虚实转化

1）由实转虚

疾病或病证本来是以____为主的____病变，继而转化为以____为主的____病变过程。

第八章　病　机

第一节　邪正盛衰

一、邪正盛衰与虚实变化

1. 虚实病机

	形成	表现
实	邪气盛则实	壮热、狂躁、声高气粗、腹痛拒按、二便不通、脉实有力、舌苔厚腻
虚	精气夺则虚	神疲体倦、面色无华、气短、自汗、盗汗，或五心烦热，或畏寒肢冷，脉虚无力

2. 虚实变化

（1）虚实错杂

1）虚中夹实

病理变化以正虚为主，又兼有实邪的病理状态。如气虚血瘀、气虚痰阻等。

2）实中夹虚

病理变化以邪实为主，又兼有正气虚损的病理状态。如高热伤津液、伤阴气的"阳胜则阴病"等。

（2）虚实转化

1）由实转虚

疾病或病证本来是以邪气盛为主的实性病变，继而转化为以正气虚损为主的虚性病变过程。

如实热证大量伤耗阴气，可转化为虚热证。

2）因虚致实

病证本来是以_____为主的虚性病变，转变为____较突出的病变过程。

如气虚无力运血，可致瘀血形成，转化为瘀血内阻的实证。

（3）虚实真假

1）真实假虚

指病机的本质为"__"，但表现出"__"的临床假象，又称为"大实有____"。

如热结胃肠而泻下稀水臭秽的"_____"证，小儿食积而出现腹泻，妇科瘀血内阻而出现的崩漏下血等。

2）真虚假实

指病机的本质为"__"，但表现出"__"的临床假象，又称为"至虚有____"。

如脾气虚衰的腹胀，气虚推动无力而出现的便秘。

二、邪正盛衰与疾病转归

1. 正盛邪退

正气渐复并趋强盛，而邪气渐趋衰减，疾病向____和____方向发展的一种病理变化。

2. 邪去正虚

正气抗御邪气，邪气____而正气____的病理变化。

3. 邪胜正衰

邪气____，正气____，机体抗邪无力，疾病趋于__、____，甚至向____转归的一种病理变化。

4. 邪正相持

机体邪正双方势均力敌，相持不下，病势处于____状态的一种病理变化。

如实热证大量伤耗阴气，可转化为虚热证。

2）因虚致实

病证本来是以正气亏损为主的虚性病变，转变为邪气盛较突出的病变过程。

如气虚无力运血，可致瘀血形成，转化为瘀血内阻的实证。

（3）虚实真假

1）真实假虚

指病机的本质为"实"，但表现出"虚"的临床假象，又称为"大实有羸状"。

如热结胃肠而泻下稀水臭秽的"热结旁流"证，小儿食积而出现腹泻，妇科瘀血内阻而出现的崩漏下血等。

2）真虚假实

指病机的本质为"虚"，但表现出"实"的临床假象，又称为"至虚有盛候"。

如脾气虚衰的腹胀，气虚推动无力而出现的便秘。

二、邪正盛衰与疾病转归

1. 正盛邪退

正气渐复并趋强盛，而邪气渐趋衰减，疾病向好转和痊愈方向发展的一种病理变化。

2. 邪去正虚

正气抗御邪气，邪气退却而正气大伤的病理变化。

3. 邪胜正衰

邪气亢盛，正气虚弱，机体抗邪无力，疾病趋于恶化、危重，甚至向死亡转归的一种病理变化。

4. 邪正相持

机体邪正双方势均力敌，相持不下，病势处于迁延状态的一种病理变化。

5.正虚邪恋

正气大虚，或邪气深伏伤正，正气无力祛除病邪，致使疾病处于_____的病理变化。

第二节　阴阳失调

一、阴阳失调病机的概念

阴阳失调定____。

二、阴阳失调病机的内容

1.阴阳偏胜（邪气盛则实）

	病机特点	临床表现
阳偏胜	____证。 ①感受____邪。 ②感受阴邪，从____。 ③____而化火。 ④气滞、血瘀、食积等郁而化热	阳胜则__，阳胜则___（热、赤、稠、动、燥）
阴偏胜	____证。 ①感受____邪。 ②过食____，寒邪中阻	阴胜则__，阴胜则___（寒、白、静、稀、润）

5.正虚邪恋

正气大虚，或邪气深伏伤正，正气无力祛除病邪，致使疾病处于缠绵难愈的病理变化。

第二节 阴阳失调

一、阴阳失调病机的概念

阴阳失调定寒热。

二、阴阳失调病机的内容

1.阴阳偏胜（邪气盛则实）

	病机特点	临床表现
阳偏胜	实热证。 ①感受温热阳邪。 ②感受阴邪，从阳化热。 ③五志过极而化火。 ④气滞、血瘀、食积等郁而化热	阳胜则热，阳胜则阴病（热、赤、稠、动、燥）
阴偏胜	实寒证。 ①感受寒湿阴邪。 ②过食生冷，寒邪中阻	阴胜则寒，阴胜则阳病（寒、白、静、稀、润）

2.阴阳偏衰（精气夺则虚）

	病机特点	临床表现
阳偏衰	＿＿证——"阳虚则寒"。 ①＿＿禀赋不足。 ②＿＿饮食失养。 ③＿＿内伤。 ④＿＿损伤阳气	＿＿＿＿、舌淡、脉迟、喜静蜷卧、＿＿＿＿、下利清谷
阴偏衰	＿＿证——"阴虚则热"。 ①＿＿炽盛，灼耗阴液。 ②＿＿＿，化火伤阴。 ③＿＿损耗阴液所致	＿＿＿＿、骨蒸潮热、面红升火、＿＿咽干、舌红少苔、脉＿

3.阴阳互损

在阴或阳＿＿＿＿＿虚损的前提下，病变发展影响相对的一方，形成＿＿＿＿＿的病理变化。

	病机特点	临床表现
阴损及阳	在＿＿基础上导致＿＿＿，形成以＿＿为主的＿＿＿状态	肝肾阴虚，肝阳上亢，肾阴虚，肾阳虚
阳损及阴	在＿＿基础上导致＿＿＿，形成以＿＿为主的＿＿＿＿状态	肾阳虚水肿，阴气化生无源，阳升风动，肾阴亏虚

2.阴阳偏衰（精气夺则虚）

	病机特点	临床表现
阳偏衰	虚寒证——"阳虚则寒"。 ①先天禀赋不足。 ②后天饮食失养。 ③劳倦内伤。 ④久病损伤阳气	畏寒肢冷、舌淡、脉迟、喜静蜷卧、小便清长、下利清谷
阴偏衰	虚热证——"阴虚则热"。 ①邪热炽盛，灼耗阴液。 ②五志过极，化火伤阴。 ③久病损耗阴液所致	五心烦热、骨蒸潮热、面红升火、盗汗、咽干、舌红少苔、脉细数

3.阴阳互损

在阴或阳任何一方虚损的前提下，病变发展影响相对的一方，形成阴阳两虚的病理变化。

	病机特点	临床表现
阴损及阳	在阴虚基础上导致阳虚，形成以阴虚为主的阴阳两虚状态	肝肾阴虚，肝阳上亢，肾阴虚，肾阳虚
阳损及阴	在阳虚基础上导致阴虚，形成以阳虚为主的阴阳两虚状态	肾阳虚水肿，阴气化生无源，阳升风动，肾阴亏虚

4. 阴阳格拒

	病机特点	临床表现
阴盛格阳	____于内是本质，排斥____于外（真__假__）	原有面色苍白、四肢逆冷、精神萎靡等__内盛基础上，现面红、烦热、口渴、脉大无根等____之象
阳盛格阴	____于内是本质，排斥____于外（真__假__）	原有壮热面红、气粗烦躁、舌红、脉数大有力等__内盛基础上，现四肢厥冷、脉象沉伏等____之象

5. 阴阳亡失

	病机特点	临床表现
亡阳	①____太盛，正不敌邪。②____过多，____无度。③素体____过度。④____疾病，耗散阳气	大汗淋漓（__而__）、肌肤手足逆冷、蜷卧、神疲、脉_____等危重证候
亡阴	①____炽盛或邪热久留，煎灼____或迫津外泄。②长期久病耗损津液阳气	喘渴烦躁、手足虽温而汗多（__而__）欲脱的危重证候

4. 阴阳格拒

	病机特点	临床表现
阴盛格阳	寒盛于内是本质，排斥阳气于外（真寒假热）	原有面色苍白、四肢逆冷、精神萎靡等阴寒内盛基础上，现面红、烦热、口渴、脉大无根等假热之象
阳盛格阴	热盛于内是本质，排斥阴气于外（真热假寒）	原有壮热面红、气粗烦躁、舌红、脉数大有力等阳热内盛基础上，现四肢厥冷、脉象沉伏等假寒之象

5. 阴阳亡失

	病机特点	临床表现
亡阳	①邪气太盛，正不敌邪。②汗出过多，吐泻无度。③素体阳虚，劳伤过度。④慢性疾病，耗散阳气	大汗淋漓（稀而凉）、肌肤手足逆冷、蜷卧、神疲、脉微欲绝等危重证候
亡阴	①热邪炽盛或邪热久留，煎灼津液或迫津外泄。②长期久病耗损津液阳气	喘渴烦躁、手足虽温而汗多（热而黏）欲脱的危重证候

第三节　气血失常

一、气的失常

包括气虚和气机失调两个方面。

1.气虚

（1）形成

1）____禀赋不足或____饮食失养。

2）大病久病之后或年老体弱或劳倦过度或脾肾等脏腑功能减弱。

（2）表现

精神委顿、头晕耳鸣、_____、____、易_____、面白、舌淡、脉虚无力或微细等症状。

2.气机失调

（1）气滞

含义：气流通不畅，郁滞不通。

原因：

1）_____。

2）痰湿、食积、瘀血阻滞。

3）脏腑功能失调。

4）____运行乏力。

表现：胸闷、咳嗽，胸胁、少腹、脘腹__痛，得____、____则舒。

（2）气逆

含义：气升之____或降之____，以脏腑（__、__、__）之气上逆为特征。

第三节 气血失常

一、气的失常

包括气虚和气机失调两个方面。

1.气虚

（1）形成

1）先天禀赋不足或后天饮食失养。

2）大病久病之后或年老体弱或劳倦过度或脾肾等脏腑功能减弱。

（2）表现

精神委顿、头晕耳鸣、倦怠乏力、自汗、易于感冒、面白、舌淡、脉虚无力或微细等症状。

2.气机失调

（1）气滞

含义：气流通不畅，郁滞不通。

原因：

1）情志抑郁。

2）痰湿、食积、瘀血阻滞。

3）脏腑功能失调。

4）气虚运行乏力。

表现：胸闷、咳嗽、胸胁、少腹、脘腹胀痛，得矢气、嗳气则舒。

（2）气逆

含义：气升之太过或降之不及，以脏腑（肺、胃、肝）之气上逆为特征。

原因：

1）＿＿＿内伤。

2）饮食冷热不适。

3）外邪侵犯。

4）＿＿＿壅滞。

5）因虚上逆。

表现：咳逆上气；恶心、呕吐、呃逆、嗳气；头胀痛、面红目赤、易怒，甚则吐血、昏厥，或发为奔豚。

（3）气陷

含义：在＿＿＿基础上发生的以气的＿＿＿＿＿不足，气的＿＿＿无力为主要特征的病理状态。

原因：素体虚弱或久病耗伤。

表现：气虚证＋上气不足（头目失养，头晕眼花耳鸣）或中气下陷（器官脱垂，久泻久利，崩漏日久等）。

（4）气闭

含义：气机闭阻，外出严重障碍，以致清窍闭塞，出现＿＿＿。

原因：

1）＿＿＿刺激。

2）外邪侵犯。

3）痰浊阻塞。

表现：突然昏厥，不省人事。

1）触冒秽浊之气——＿＿＿。

2）突发情志刺激——＿＿＿。

3）剧烈疼痛——＿＿＿。

4）痰闭气道——＿＿＿。

（5）气脱

含义：气不内守，大量＿＿＿，以致机能突然＿＿＿。

原因：

1）情志内伤。

2）饮食冷热不适。

3）外邪侵犯。

4）痰浊壅滞。

5）因虚上逆。

表现：咳逆上气；恶心、呕吐、呃逆、嗳气；头胀痛、面红目赤、易怒，甚则吐血、昏厥，或发为奔豚。

（3）气陷

含义：在脾气虚基础上发生的以气的升清功能不足，气的升举无力为主要特征的病理状态。

原因：素体虚弱或久病耗伤。

表现：气虚证＋上气不足（头目失养，头晕眼花耳鸣）或中气下陷（器官脱垂，久泻久利，崩漏日久等）。

（4）气闭

含义：气机闭阻，外出严重障碍，以致清窍闭塞，出现昏厥。

原因：

1）情志刺激。

2）外邪侵犯。

3）痰浊阻塞。

表现：突然昏厥，不省人事。

1）触冒秽浊之气——闭厥。

2）突发情志刺激——气厥。

3）剧烈疼痛——痛厥。

4）痰闭气道——痰厥。

（5）气脱

含义：气不内守，大量亡失，以致机能突然衰竭。

原因：

1）正不敌邪，正气骤伤。

2）慢性病，正气长期消耗。

3）汗吐下太过或大出血。

表现：面色苍白，汗出不止，目__口__，全身瘫软，二便失禁，手__，脉微欲绝，但无____表现。

二、血的失常

1.血虚

含义：血液不足或血的____功能减退的病理状态。

原因：

（1）耗损过多。

（2）____不足。

（3）生血功能减退。

表现：头晕眼花，心悸气短；面色唇甲淡白无华；皮肤干燥，毛发干枯，手足麻木；失眠多梦健忘等。

2.血运失常

（1）血瘀

含义：血液运行迟缓，或流通不畅，甚则血液停滞。

原因：

1）_____。

2）____无力推动，统藏失职。

3）痰浊阻滞脉道。

4）__侵血分。

5）__邪入血。

6）产后或外伤。

表现：__痛，痛有定处；肿块，肌肤甲错，唇舌紫暗，瘀斑瘀点；肢体麻木，组织肿胀。

原因：

1）正不敌邪，正气骤伤。

2）慢性病，正气长期消耗。

3）汗吐下太过或大出血。

表现：面色苍白，汗出不止，目闭口开，全身瘫软，二便失禁，手撒，脉微欲绝，但无寒热表现。

二、血的失常

1. 血虚

含义：血液不足或血的濡养功能减退的病理状态。

原因：

（1）耗损过多。

（2）化源不足。

（3）生血功能减退。

表现：头晕眼花，心悸气短；面色唇甲淡白无华；皮肤干燥，毛发干枯，手足麻木；失眠多梦健忘等。

2. 血运失常

（1）血瘀

含义：血液运行迟缓，或流通不畅，甚则血液停滞。

原因：

1）气机郁滞。

2）气虚无力推动，统藏失职。

3）痰浊阻滞脉道。

4）寒侵血分。

5）热邪入血。

6）产后或外伤。

表现：刺痛，痛有定处；肿块，肌肤甲错，唇舌紫暗，瘀斑瘀点；肢体麻木，组织肿胀。

（2）出血

含义：血液溢出脉外。

原因：

1）＿＿＿。

2）＿＿＿失统。

3）＿＿＿内阻。

表现：出血。

（3）血热

含义：热入血脉之中，使血液运行加速，脉络扩张，或迫血妄行而致出血。

原因：

1）外感温邪，疠气入血分。

2）外感寒邪，入里化热。

3）情志内伤，郁久化热。

4）阴虚火旺。

表现：

热象＋动血（面红目赤、舌红绛）＋出血＋扰神＋伤阴。

三、气血关系失调

1. 气滞血瘀

含义：指因气的＿＿＿＿＿＿＿，导致血液运行障碍，继而出现血瘀的病理状态。

原因：

（1）情志内伤，抑郁不遂，气机阻滞。

（2）闪挫外伤，伤及气血。

＿、＿、＿三脏功能失调最易形成气滞血瘀病变。

（2）出血

含义：血液溢出脉外。

原因：

1）血热。

2）气虚失统。

3）瘀血内阻。

表现：出血。

（3）血热

含义：热入血脉之中，使血液运行加速，脉络扩张，或迫血妄行而致出血。

原因：

1）外感温邪，疠气入血分。

2）外感寒邪，入里化热。

3）情志内伤，郁久化热。

4）阴虚火旺。

表现：

热象＋动血（面红目赤、舌红绛）＋出血＋扰神＋伤阴。

三、气血关系失调

1.气滞血瘀

含义：指因气的运行不畅，导致血液运行障碍，继而出现血瘀的病理状态。

原因：

（1）情志内伤，抑郁不遂，气机阻滞。

（2）闪挫外伤，伤及气血。

肝、心、肺三脏功能失调最易形成气滞血瘀病变。

2. 气虚血瘀

指因气对血的_____而致血行（心）不畅，甚至瘀阻不行的病理状态。

3. 气不摄血

指由于气虚不足，统摄血行的生理功能减弱（脾、肝），血不循经，逸出脉外，从而导致各种____的病理变化。

4. 气随血脱

含义：指在大量____的同时，__也随血液的流失而脱散的病理变化。

原因：外伤、失血、呕血、便血、妇女崩漏、产后大出血。

5. 气血两虚

含义：____和____同时存在，组织器官失养而致人体机能衰退的病理状态。

原因：

（1）____消耗，渐致气血两亏。

（2）先有失血，气随血耗。

（3）气虚，血的生化无源，而日渐衰少。

（4）____虚弱，生化不足。

第四节　津液代谢失常

1. 津液不足

含义：指津液亏少及其濡润、滋养功能减退而出现一系列_____的病理状态。

原因：

（1）热邪伤津。

2.气虚血瘀

指因气对血的推动无力而致血行（心）不畅，甚至瘀阻不行的病理状态。

3.气不摄血

指由于气虚不足，统摄血行的生理功能减弱（脾、肝），血不循经，逸出脉外，从而导致各种出血的病理变化。

4.气随血脱

含义：指在大量出血的同时，气也随血液的流失而脱散的病理变化。

原因：外伤、失血、呕血、便血、妇女崩漏、产后大出血。

5.气血两虚

含义：气虚和血虚同时存在，组织器官失养而致人体机能衰退的病理状态。

原因：

（1）久病消耗，渐致气血两亏。

（2）先有失血，气随血耗。

（3）气虚，血的生化无源，而日渐衰少。

（4）脾胃虚弱，生化不足。

第四节　津液代谢失常

1.津液不足

含义：指津液亏少及其濡润、滋养功能减退而出现一系列干燥枯涩的病理状态。

原因：

（1）热邪伤津。

（2）丢失过多。

（3）生成不足。

（4）慢性疾病耗伤津液。

2.津液输布排泄障碍

（1）津液输布障碍

___失宣发和肃降，津液不得正常布散；___失健运，运化水液功能减退，可致水饮不化；___失疏泄，气机不畅，气滞津停；____的水道不利。

（2）津液的排泄障碍

津液化为____，有赖肺气的宣发功能；津液化为___，有赖肾气的蒸化功能。

（3）津液的输布排泄障碍导致的病机

1）湿浊困阻。

2）痰饮凝聚。

3）水液贮留。

3.津液与气血关系失调

（1）水停气阻

含义：津液代谢障碍，水湿痰饮停留导致气机阻滞。

表现：

1）水饮阻___，胸满咳嗽，喘促不能平卧。

2）水饮凌___，可见心悸心痛。

3）水饮停滞____，可见头晕困重，脘腹胀满，纳呆，恶心呕吐。

4）水饮停于____，可见水肿，肢体沉重，胀痛。

（2）气随津脱

含义：津液大量丢失，气失其依附而随津液外泄，从而导致阳气_____的病理状态。

原因：

1）____伤津。

（2）丢失过多。

（3）生成不足。

（4）慢性疾病耗伤津液。

2. 津液输布排泄障碍

（1）津液输布障碍

肺失宣发和肃降，津液不得正常布散；脾失健运，运化水液功能减退，可致水饮不化；肝失疏泄，气机不畅，气滞津停；三焦的水道不利。

（2）津液的排泄障碍

津液化为汗液，有赖肺气的宣发功能；津液化为尿液，有赖肾气的蒸化功能。

（3）津液的输布排泄障碍导致的病机

1）湿浊困阻。

2）痰饮凝聚。

3）水液贮留。

3. 津液与气血关系失调

（1）水停气阻

含义：津液代谢障碍，水湿痰饮停留导致气机阻滞。

表现：

1）水饮阻肺，胸满咳嗽，喘促不能平卧。

2）水饮凌心，可见心悸心痛。

3）水饮停滞中焦，可见头晕困重，脘腹胀满，纳呆，恶心呕吐。

4）水饮停于四肢，可见水肿，肢体沉重，胀痛。

（2）气随津脱

含义：津液大量丢失，气失其依附而随津液外泄，从而导致阳气暴脱亡失的病理状态。

原因：

1）高热伤津。

2）大汗伤津。

3）严重＿＿＿。

（3）津枯血燥

含义：指津液亏乏，甚则枯竭，从而导致血燥虚热内生或血燥生＿的病理状态。

表现：心烦、鼻咽干燥，或五心烦热、口渴喜饮、肌肉消瘦、皮肤瘙痒，小便短少，舌红少津，脉细数。

（4）津亏血瘀

含义：指津液耗损而导致血行瘀滞不畅（血液黏稠度增加，脉道不滑利）的病理状态。

表现：津液不足的基础上，见舌质紫绛，有瘀点或瘀斑，斑疹显露等。

（5）血瘀水停

含义：指因血脉瘀阻，血行不畅导致津液输布障碍而水液停聚的病理变化。

第五节 内生五邪

一、内生五邪病机的含义

内生五邪指机体自身由于＿＿＿功能异常而导致化＿、化＿、化＿、化＿、化＿的病理变化。属＿＿＿病的病机。

二、内生五邪病机的内容

1. 风气内动

体内阳气亢逆变动而形成一种以动摇、眩晕、抽搐、震颤为临床特征的一种病理状态。

2）大汗伤津。

3）严重吐泻。

（3）津枯血燥

含义：指津液亏乏，甚则枯竭，从而导致血燥虚热内生或血燥生风的病理状态。

表现：心烦、鼻咽干燥，或五心烦热、口渴喜饮，肌肉消瘦、皮肤瘙痒，小便短少，舌红少津，脉细数。

（4）津亏血瘀

含义：指津液耗损而导致血行瘀滞不畅（血液黏稠度增加，脉道不滑利）的病理状态。

表现：津液不足的基础上，见舌质紫绛，有瘀点或瘀斑，斑疹显露等。

（5）血瘀水停

含义：指因血脉瘀阻，血行不畅导致津液输布障碍而水液停聚的病理变化。

第五节　内生五邪

一、内生五邪病机的含义

内生五邪指机体自身由于脏腑功能异常而导致化风、化火、化寒、化燥、化湿的病理变化。属内伤病的病机。

二、内生五邪病机的内容

1. 风气内动

体内阳气亢逆变动而形成一种以动摇、眩晕、抽搐、震颤为临床特征的一种病理状态。

	形成原因	临床表现
热极生风	多由____至极，热灼津液、营血，筋脉失濡，阳热亢盛化风	____，____，鼻翼扇动，目睛上吊，并伴高热、神昏谵语等，发病急且重
肝阳化风	肝肾____，水不涵木，肝阳上亢而化风（阳气之变动）	筋惕肉瞤，眩晕欲仆，____，甚则闭厥或脱厥，发病急且重
阴虚风动	多由热病或____伤阴，____失于濡养变为内风	筋惕肉颤，手足____，发病____，病轻，并见阴虚证（五心烦热、盗汗）
血虚生风	多由血化生不足，失血、耗血，使肝血不足，筋脉失濡，血不荣络而化风	肢体 ____，筋肉跳动，甚则手足拘挛不伸。发病缓慢，病轻（并见血虚证）

2. 寒从中生

（1）定义

寒从中生又称"内寒"，是指机体____虚衰，温煦气化功能减退，虚寒内生，或阴寒之气弥漫的病理状态。

（2）成因

内寒病机多见于__、__、__阳气虚衰。

（3）临床特点

冷、白、静、稀、润。

3. 湿浊内生

（1）定义

湿浊内生又称"内湿"，是指由于脾的运化功能和输布津液的功能障碍，从而引起湿浊蓄积停滞的病理状态。

	形成原因	临床表现
热极生风	多由高热至极，热灼津液、营血，筋脉失濡，阳热亢盛化风	惊厥，抽搐，鼻翼扇动，目睛上吊，并伴高热、神昏谵语等，发病急且重
肝阳化风	肝肾阴亏，水不涵木，肝阳上亢而化风（阳气之变动）	筋惕肉瞤，眩晕欲仆，口眼㖞斜，半身不遂，甚则闭厥或脱厥，发病急且重
阴虚风动	多由热病或久病伤阴，筋脉失于濡养变为内风	筋惕肉颤，手足蠕动，发病缓慢，病轻，并见阴虚证（五心烦热、盗汗）
血虚生风	多由血化生不足，失血、耗血，使肝血不足，筋脉失濡，血不荣络而化风	肢体麻木不仁，筋肉跳动，甚则手足拘挛不伸。发病缓慢，病轻（并见血虚证）

2. 寒从中生

（1）定义

寒从中生又称"内寒"，是指机体阳气虚衰，温煦气化功能减退，虚寒内生，或阴寒之气弥漫的病理状态。

（2）成因

内寒病机多见于心、脾、肾阳气虚衰。

（3）临床特点

冷、白、静、稀、润。

3. 湿浊内生

（1）定义

湿浊内生又称"内湿"，是指由于脾的运化功能和输布津液的功能障碍，从而引起湿浊蓄积停滞的病理状态。

（2）成因

　　__的运化失职是湿浊内生的关键，依赖于__阳的温煦和气化。

（3）病理表现

1）湿犯____，见胸闷咳嗽。

2）湿阻____，见脘腹痞满，食欲不振，口腻或口甜，舌苔厚腻。

3）湿滞____，见腹胀便溏，小便不利；水犯肌肤，则发为水肿。

4. 津伤化燥

（1）定义

　　津伤化燥又称"内燥"，指机体津液不足，人体各组织器官和孔窍失其濡润，而出现_____的病理状态。

（2）成因

1）久病耗伤阴津。

2）大汗、大吐、大下。

3）亡血、失精，实热伤津。

4）湿邪化燥。

（3）病理表现

　　肌肤干燥，起皮脱屑，口燥咽干唇焦，舌上无津，鼻干目涩，爪甲脆折，大便燥结，小便短赤等症。

　　在__则干咳无痰，甚则咯血。

　　在__可见食少、舌光红无苔。

　　在__，则兼见便秘等症。

5. 火热内生

（1）定义

　　火热内生又称"内火"或"内热"，是指由于阳盛有余，或阴虚阳亢，或由于气血郁滞，或由于病邪郁结而产生的火热内扰，机能____的病理状态。

（2）成因

脾的运化失职是湿浊内生的关键，依赖于肾阳的温煦和气化。

（3）病理表现

1）湿犯上焦，见胸闷咳嗽。

2）湿阻中焦，见脘腹痞满，食欲不振，口腻或口甜，舌苔厚腻。

3）湿滞下焦，见腹胀便溏，小便不利；水犯肌肤，则发为水肿。

4. 津伤化燥

（1）定义

津伤化燥又称"内燥"，指机体津液不足，人体各组织器官和孔窍失其濡润，而出现干燥枯涩的病理状态。

（2）成因

1）久病耗伤阴津。

2）大汗、大吐、大下。

3）亡血、失精，实热伤津。

4）湿邪化燥。

（3）病理表现

肌肤干燥，起皮脱屑，口燥咽干唇焦，舌上无津，鼻干目涩，爪甲脆折，大便燥结，小便短赤等症。

在肺则干咳无痰，甚则咯血。

在胃可见食少、舌光红无苔。

在肠，则兼见便秘等症。

5. 火热内生

（1）定义

火热内生又称"内火"或"内热"，是指由于阳盛有余，或阴虚阳亢，或由于气血郁滞，或由于病邪郁结而产生的火热内扰，机能亢奋的病理状态。

（2）火热内生病机

＿＿过盛化火（壮火）；＿郁化火；＿＿＿＿＿化火；虚火火旺。

（3）火热内生的病理表现

1）实火

壮热面赤，口渴喜饮，小便短赤，大便秘结，口舌糜烂生疮，舌红目赤，神昏狂躁，舌苔黄燥，脉洪数等。

2）虚火

五心烦热，或骨蒸潮热，午后颧红，失眠盗汗，口燥咽干，眩晕耳鸣，舌红少苔，脉细数。

第六节 经络病机

一、经络病机的概念

经络病机是致病因素直接或间接作用于经络系统而引起的病理变化。

二、经络病机的内容

1. 经气虚实病机

如足阳明胃经的病变：

经气＿＿，则身热、消谷善饥、小便黄赤、癫狂等；经气＿＿，则现寒栗、肠鸣胀满及足痿、胫枯等。

2. 经气郁滞病机

（1）外邪束表

机体＿＿＿＿＿经络的经气不畅，故遍身肌肉酸痛。

（2）肝经不利，导致肿块

常是胁痛、＿＿＿＿、梅核气、＿＿＿＿结块的主要原因。

（2）火热内生病机

阳气过盛化火（壮火）；邪郁化火；五志过极化火；虚火火旺。

（3）火热内生的病理表现

1）实火

壮热面赤，口渴喜饮，小便短赤，大便秘结，口舌糜烂生疮，舌红目赤，神昏狂躁，舌苔黄燥，脉洪数等。

2）虚火

五心烦热，或骨蒸潮热，午后颧红，失眠盗汗，口燥咽干，眩晕耳鸣，舌红少苔，脉细数。

第六节 经络病机

一、经络病机的概念

经络病机是致病因素直接或间接作用于经络系统而引起的病理变化。

二、经络病机的内容

1. 经气虚实病机

如足阳明胃经的病变：

经气盛，则身热、消谷善饥、小便黄赤、癫狂等；经气虚，则现寒栗、肠鸣胀满及足痿、胫枯等。

2. 经气郁滞病机

（1）外邪束表

机体浅表经络的经气不畅，故遍身肌肉酸痛。

（2）肝经不利，导致肿块

常是胁痛、瘿瘤、梅核气、乳房结块的主要原因。

（3）五官九窍受影响

如肝郁化火，则现_____肿痛等。

肾经气阻，则出现_____等。

（4）情志变化，影响经脉气血运行。

如_____伤肝，可出现胁痛。

_____伤脾，则不思饮食等。

（5）导致气滞血瘀

经气不利，是某一经络_____、_____的主要成因。

3. 经气逆乱病机

（1）发为厥逆

_____经气逆乱，则气血循经上涌而致头重而胀，甚则发为眩晕欲仆，昏不知人。

（2）导致与其络属的脏腑生理功能紊乱

_____经气逆乱，清气不升，为泄泻；浊气不降，上逆为呕；清浊混淆，发为霍乱吐泻。

（3）导致出血

_____导致的咯血。

4. 经气衰竭病机

如足太阳膀胱经病变：其气外营一身之表，故经气衰竭则目失其系而_____（眼睛上视，不能转动），筋失其养而_____，卫外无能而_____出。

5. 督脉病机

（1）督脉总督一身之__。

（2）与_____同起于_____，其病理常与妇科疾患有关。

"督脉为病，脊强反折……其女子不孕。"（《素问·骨空论》）

（3）背寒伛偻、椎尻气坠、脊强癫痫等，亦责之督脉。

（3）五官九窍受影响

如肝郁化火，则现目赤肿痛等。

肾经气阻，则出现耳聋等。

（4）情志变化，影响经脉气血运行。

如抑郁伤肝，可出现胁痛。

思虑伤脾，则不思饮食等。

（5）导致气滞血瘀

经气不利，是某一经络气滞、血瘀的主要成因。

3. 经气逆乱病机

（1）发为厥逆

足太阳膀胱经经气逆乱，则气血循经上涌而致头重而胀，甚则发为眩晕欲仆，昏不知人。

（2）导致与其络属的脏腑生理功能紊乱

足太阴脾经经气逆乱，清气不升，为泄泻；浊气不降，上逆为呕；清浊混淆，发为霍乱吐泻。

（3）导致出血

肝火犯肺导致的咯血。

4. 经气衰竭病机

如足太阳膀胱经病变：其气外营一身之表，故经气衰竭则目失其系而戴眼（眼睛上视，不能转动），筋失其养而拘挛抽搐，卫外无能而绝汗出。

5. 督脉病机

（1）督脉总督一身之阳。

（2）与冲脉同起于胞中，其病理常与妇科疾患有关。

"督脉为病，脊强反折……其女子不孕。"（《素问·骨空论》）

（3）背寒伛偻、椎尻气坠、脊强癫痫等，亦责之督脉。

6. 冲任病机

（1）＿＿先天性性器官机能异常，责之冲任。

"其有＿＿者……其任冲不盛，宗筋不成，有气无血，唇口不荣，故须不生。"（《灵枢·五音五味》）

（2）在＿＿方面也尤为重要。

"任脉为病，男子内结七疝，女子＿＿＿＿＿＿。冲脉为病，逆气里急。"（《素问·骨空论》）

7. 带脉病机

（1）带伤则＿不牢。

（2）＿＿病。

（3）肾著、癥疝等。

"带之为病，腹满，腰溶溶若坐水中。"（《难经·二十九难》）

8. 维脉病机

（1）阳维表现为＿＿＿＿＿＿的病变。

（2）阴维表现为＿＿＿＿＿＿的病变。

"阳维为病苦寒热，阴维为病苦心痛。"（《难经·二十九难》）

"阳维寒热，目眩僵仆；阴维心痛，胸胁刺筑。"（《四言举要》）

9. 跷脉病机

（1）＿＿＿＿＿＿＿＿＿＿的异常。

（2）＿＿＿＿＿＿失常。

"阴跷为病，阳缓而阴急；阳跷为病，阴缓而阳急。"（《难经·二十九难》）

"气并相还则为濡目，气不荣则目不合。"（《灵枢·脉度》）

6. 冲任病机

（1）男子先天性性器官机能异常，责之冲任。

"其有天宦者……其任冲不盛，宗筋不成，有气无血，唇口不荣，故须不生。"（《灵枢·五音五味》）

（2）在妇科方面也尤为重要。

"任脉为病，男子内结七疝，女子带下瘕聚。冲脉为病，逆气里急。"（《素问·骨空论》）

7. 带脉病机

（1）带伤则胎不牢。

（2）带下病。

（3）肾著、癞疝等。

"带之为病，腹满，腰溶溶若坐水中。"（《难经·二十九难》）

8. 维脉病机

（1）阳维表现为三阳经的病变。

（2）阴维表现为三阴经的病变。

"阳维为病苦寒热，阴维为病苦心痛。"（《难经·二十九难》）

"阳维寒热，目眩僵仆；阴维心痛，胸胁刺筑。"（《四言举要》）

9. 跷脉病机

（1）筋肉屈伸运动的异常。

（2）眼睑开合失常。

"阴跷为病，阳缓而阴急；阳跷为病，阴缓而阳急。"（《难经·二十九难》）

"气并相还则为濡目，气不荣则目不合。"（《灵枢·脉度》）

第九章 防治原则

第一节 预防

《千金要方·论诊候》:"古人善为医者,____医未病之病,____医欲病之病,____医已病之病",是中医学最早的_____概念。

一、未病先防

1. 养生以增强正气
（1）顺应____。
（2）养性调神。
（3）护__保精。
（4）体魄锻炼。
（5）调摄饮食,注意饮食宜忌、药膳保健。
（6）针灸、推拿、药物调养。
2. 防止病邪侵害
（1）避其邪气
"_____,避之有时。"（《素问·上古天真论》）
（2）药物预防

二、既病防变

1. 早期诊治
2. 防止传变
（1）阻截病传途径。
（2）先安_____之地。

第九章　防治原则

第一节　预　防

《千金要方·论诊候》："古人善为医者，上医医未病之病，中医医欲病之病，下医医已病之病"，是中医学最早的三级预防概念。

一、未病先防

1. 养生以增强正气
（1）顺应自然。
（2）养性调神。
（3）护肾保精。
（4）体魄锻炼。
（5）调摄饮食，注意饮食宜忌、药膳保健。
（6）针灸、推拿、药物调养。
2. 防止病邪侵害
（1）避其邪气
"虚邪贼风，避之有时。"（《素问·上古天真论》）
（2）药物预防

二、既病防变

1. 早期诊治
2. 防止传变
（1）阻截病传途径。
（2）先安未受邪之地。

第二节 治 则

一、治则概述

治则治法的区别

区别	治则	治法
内涵	治疗疾病的＿＿或＿＿	治疗疾病所采用的具体＿＿和＿＿
外延	扶正祛邪、标本缓急、正治反治、调整阴阳、调理气血、调理脏腑、三因制宜	汗、＿、下、＿、温、清、＿、消
顺序	首先确定＿＿	后选用＿＿
层次	高度抽象，注重整体	针对性强，注重具体

二、治病求本

治病求本是中医学治疗疾病的指导思想，位于治则治法理论体系的＿＿＿＿＿＿。

三、正治与反治

治则		含义	适应证	备注
正治	寒者＿之	＿其证候性质而用治	疾病征象与本质＿	寒证用＿药
	热者＿之			热证用＿药
	虚则＿之			虚证用＿药
	实则＿之			实证用＿药

第二节 治 则

一、治则概述

治则治法的区别

区别	治则	治法
内涵	治疗疾病的原则或法则	治疗疾病所采用的具体措施和方法
外延	扶正祛邪、标本缓急、正治反治、调整阴阳、调理气血、调理脏腑、三因制宜	汗、吐、下、和、温、清、补、消
顺序	首先确定治则	后选用治法
层次	高度抽象，注重整体	针对性强，注重具体

二、治病求本

治病求本是中医学治疗疾病的指导思想，位于治则治法理论体系的最高层次。

三、正治与反治

	治则	含义	适应证	备注
正治	寒者热之	逆其证候性质而用逆治	疾病征象与本质一致	寒证用热药
	热者寒之			热证用寒药
	虚则补之			虚证用补药
	实则泻之			实证用泻药

续表

	治则	含义	适应证	备注
反治	热因__用	__疾病假象而治__治	疾病征象与本质__ ___	真寒假热用__药
	寒因__用			真热假寒用__药
	塞因__用			真虚假实用__药
	通因__用			真实假虚用___药

四、治标与治本

本	标
____为本	邪气为标
病机为本	____是标
____、原发病为本	新病、_____是标
____精气病为本	肌表____病为标

标本缓急

应用	适应证
_____	在疾病的发展过程中出现了严重的并发症，不及时解决，则将危及患者的生命或影响本病的治疗
_____	在一般情况下治病必须抓住疾病的本质，进行针对根本原因的治疗，对慢性病或急性病恢复期有重要指导意义

续表

治则		含义	适应证	备注
反治	热因热用	顺从疾病假象而治从治	疾病征象与本质不相一致	真寒假热用热药
	寒因寒用			真热假寒用寒药
	塞因塞用			真虚假实用补药
	通因通用			真实假虚用通利药

四、治标与治本

本	标
正气为本	邪气为标
病机为本	症状是标
旧病、原发病为本	新病、继发病是标
脏腑精气病为本	肌表经络病为标

标本缓急

应用	适应证
急则治其标	在疾病的发展过程中出现了严重的并发症，不及时解决，则将危及患者的生命或影响本病的治疗
缓则治其本	在一般情况下治病必须抓住疾病的本质，进行针对根本原因的治疗，对慢性病或急性病恢复期有重要指导意义

续表

应用	适应证
＿＿＿＿＿	指标病本病并重，则应标本兼治；如虚人感冒，素体气虚，反复外感，治宜益气解表，益气为治本，解表是治标

五、扶正与祛邪

应用	适应证
单纯使用	扶正：以＿＿＿＿为主要矛盾——虚则补之 祛邪：以＿＿＿为主要矛盾——实则泻之
相兼使用	扶正不＿＿＿，祛邪不＿＿＿。且需分清＿＿＿
前后使用	先＿＿＿后＿＿＿：虽邪盛正虚，但正气尚能耐攻，或同时兼顾扶正反会助邪者。 先＿＿＿后＿＿＿：正虚邪实，以正虚为主。若兼以攻邪，则反而更伤正气者

六、调整阴阳

1.损其有余
（1）泻其阳盛
1）"阳胜则热"的实热证，"热者__之"。
2）"阳胜则阴病"兼阴虚证，清热同时兼以＿＿＿。
（2）损其阴盛
1）"阴胜则寒"的实寒证，"寒者__之"。
2）"阴胜则阳病"兼阳虚证，散寒同时配以＿＿＿。
2.补其不足
（1）阴阳互制
1）虚热证，"＿＿＿之主，以制＿＿＿""__病治阴"。

续表

应用	适应证
标本兼治	指标病本病并重，则应标本兼治；如虚人感冒，素体气虚，反复外感，治宜益气解表，益气为治本，解表是治标

五、扶正与祛邪

应用	适应证
单纯使用	扶正：以正气虚为主要矛盾——虚则补之 祛邪：以邪实为主要矛盾——实则泻之
相兼使用	扶正不留邪，祛邪不伤正。且需分清主次
前后使用	先祛邪后扶正：虽邪盛正虚，但正气尚能耐攻，或同时兼顾扶正反会助邪者。 先扶正后祛邪：正虚邪实，以正虚为主。若兼以攻邪，则反而更伤正气者

六、调整阴阳

1. 损其有余

（1）泻其阳盛

1）"阳胜则热"的实热证，"热者寒之"。

2）"阳胜则阴病"兼阴虚证，清热同时兼以滋阴。

（2）损其阴盛

1）"阴胜则寒"的实寒证，"寒者热之"。

2）"阴胜则阳病"兼阳虚证，散寒同时配以扶阳。

2. 补其不足

（1）阴阳互制

1）虚热证，"壮水之主，以制阳光""阳病治阴"。

2）虚寒证，"____之源，以消____""__病治阳"。
（2）阴阳互济
1）阴中求阳，即补阳时适当佐以____药。
2）阳中求阴，即补阴时适当佐以____药。
（3）阴阳并补（阴阳互损）
1）阳损及阴，____为主的阴阳两虚，在补阳的基础
上辅以____之品。
2）阴损及阳，____为主的阴阳两虚，在滋阴的基础
上辅以____之品。
（4）回阳救阴
1）____者，当回阳以固脱。
2）____者，当救阴以固脱。

七、调整脏腑

1.间接补泻
包括补母泻子、脏病治腑、腑病治脏、脏腑同治、
实则泻腑、虚则补脏等。
2.从五脏治五官
眼病实证可采用____的方药治疗。
眼病虚证可采用_____的方法治疗。

八、调理气血

1.气病治则
气虚则__，气逆则__，气滞则__，气脱则__，气陷
则__，气闭则__。
2.血病治则
血虚则__，血瘀则__，血脱则__，血热则__，出血
则__。

2）虚寒证，"益火之源，以消阴翳""阴病治阳"。
（2）阴阳互济
1）阴中求阳，即补阳时适当佐以补阴药。
2）阳中求阴，即补阴时适当佐以补阳药。
（3）阴阳并补（阴阳互损）
1）阳损及阴，阳虚为主的阴阳两虚，在补阳的基础上辅以滋阴之品。
2）阴损及阳，阴虚为主的阴阳两虚，在滋阴的基础上辅以补阳之品。
（4）回阳救阴
1）亡阳者，当回阳以固脱。
2）亡阴者，当救阴以固脱。

七、调整脏腑

1.间接补泻
包括补母泻子、脏病治腑、腑病治脏、脏腑同治、实则泻腑、虚则补脏等。
2.从五脏治五官
眼病实证可采用清肝的方药治疗。
眼病虚证可采用补肝养血的方法治疗。

八、调理气血

1.气病治则
气虚则补，气逆则降，气滞则疏，气脱则固，气陷则升，气闭则开。
2.血病治则
血虚则补，血瘀则行，血脱则固，血热则凉，出血则止。

九、三因制宜

1. 因时制宜

用寒____，用凉____，用温____，用热____。

2. 因地制宜

（1）地势不同（高低）

（2）气候不同（寒热湿燥）

（3）水土性质不同

"西北之气，散而寒之。"（《素问·五常政大论》）

3. 因人制宜

（1）年龄

少年慎__。老年慎__。

（2）性别

妊娠期，对____、破血、____、走窜伤胎或有毒药物，当禁用或慎用。

（3）体质

阳盛或阴虚之体，慎用____之剂；阳虚或阴盛之体，慎用_____之药。

九、三因制宜

1. 因时制宜
用寒远寒，用凉远凉，用温远温，用热远热。
2. 因地制宜
（1）地势不同（高低）
（2）气候不同（寒热湿燥）
（3）水土性质不同
"西北之气，散而寒之。"（《素问·五常政大论》）
3. 因人制宜
（1）年龄
少年慎补。老年慎泻。
（2）性别
妊娠期，对峻下、破血、滑利、走窜伤胎或有毒药物，当禁用或慎用。
（3）体质
阳盛或阴虚之体，慎用温热之剂；阳虚或阴盛之体，慎用寒凉伤阳之药。